U0352540

医院预算管理与财务决策

胡艳华◎著

西南财经大学出版社
Southwestern University of Finance & Economics Press

图书在版编目(CIP)数据

医院预算管理与财务决策/胡艳华著.—成都:西南财经大学出版社,
2024.2

ISBN 978-7-5504-5819-2

Ⅰ.①医… Ⅱ.①胡… Ⅲ.①医院—预算—财务管理②医院—财务管理—经营决策 Ⅳ.①R197.322

中国国家版本馆 CIP 数据核字(2023)第 194573 号

医院预算管理与财务决策

YIYUAN YUSUAN GUANLI YU CAIWU JUECE

胡艳华 著

策划编辑:李邓超

责任编辑:乔 雷

责任校对:佘 尧

封面设计:何 爱

责任印制:朱曼丽

出版发行	西南财经大学出版社(四川省成都市光华村街 55 号)
网 址	http://cbs.swufe.edu.cn
电子邮件	bookcj@swufe.edu.cn
邮政编码	610074
电 话	028-87353785
印 刷	四川煤田地质制图印务有限责任公司
成品尺寸	170mm×240mm
印 张	13
字 数	203 千字
版 次	2024 年 2 月第 1 版
印 次	2024 年 2 月第 1 次印刷
书 号	ISBN 978-7-5504-5819-2
定 价	68.00 元

1. 版权所有,翻印必究。

2. 如有印刷、装订等差错,可向本社营销部调换。

前　言

医院内部的资源配置效率是决定医院竞争力和发展前景的一个重要指标。在信息技术高速发展的环境下，面对市场、社会的各种变化，如何及时有效地整合医院内部的经济资源是现代医院管理者面临的一个挑战。因此，医院预算管理不仅是医疗市场竞争的客观要求，也是直接决定医院经营成败的重要因素。预算管理在当今发达国家的各类经济组织中已经得到了广泛的运用，我国的医院管理者虽然对"预算"一词并不陌生，但对于预算管理，无论在认知上还是在操作上都存在着若干误区。时至今日，全面预算管理已成为一项融合了战略管理、组织行为、财务控制等诸多学科的综合管理机制，其在战略推进、资源配置、管理控制、业绩提升等方面发挥着积极的作用。

医院财务管理作为医院管理的重要组成部分，在保障医院正常运行和可持续发展方面发挥着积极的作用。随着我国医疗改革的深入推进，医院也由传统的公益性机构转变为集科教研于一体，学科密集、高技术集成、行业竞争性与高风险并存的经济实体，而医院的财务管理方式也必须发生转变，不断探索创新思路，改变经营管理的方式方法，提高经营管理意识，加强资产管理、控制成本，以适应医院发展的新需要。

为了系统阐述医院财务管理的相关内容，为医院经营管理者提供更加合理和科学的参考，笔者编写了《医院预算管理与财务决策》一书。

本书共分为六章，从医院预算管理的基本概念、大数据时代的医院预算管理，到医院的财务管理概论、医院筹资决策，再到医院成本管理决策、医院资产管理决策，逐步厘清脉络，通过阐述观点，为医院财务管理者完善内控机制、降低财务风险、强化医院财务管理、提高经营管理综合素质、提升医院管理信息化程度提供参考。

胡艳华

2023 年 12 月

目　　录

第一章 医院预算管理的基本概念

第一节 预算概述

一、预算的基本要素

为了指导决策，医院要设定目标；而为了确定目标是否达成，就需要有度量手段。度量目标完成情况的一种方法就是预算。

（一）目的

明确目标可以起到两个作用：一是引导，引导医院的各项活动按预定的轨道运行，防止出现偏差；二是激励，最大限度地发挥医院员工的积极性，以创造出最大的效益。医院在预算开始之前，必须事先确定其任务、宗旨以及战略计划，确保参与制定预算程序的每个人都能得到其所需要的信息，包括组织目标和指南、业绩资料和标准。

（二）将要采取的行动

制订计划的目的是采取行动，认清计划的目的可让员工理解为什么要采取行动。医院必须有一个预算政策，阐明其预算的目的、预算的用途、发展预算指导原则、修订办法以及预算报告制度的频率和性质。医院应该为员工的行为制定指南，以防止人们的手段和目的相冲突的情况出现。预算控制不是一种单纯的管理方法，而是一种管理机制。

（三）将要使用的资源

管理的基本任务是充分使用所有资源。医院的资源包括资金、人员、设备、技术和其他专有知识。计划中必须指出需要哪种资源——这种资源是在手边还是必须去获得——以避免分配资源时的冲突或资源时使用不佳。预算给具有竞争关系的使用者之间分配资源提供了一种方法。

（四）明确的时间安排

预算管理不仅要在完成的程度上计量目标的进展情况，而且还应在时间安排上计量。

二、预算的功能

预算是组织规划未来资源配置、控制和协调内部经济活动的正式安排，有人将预算的逻辑基础概括为：计划中的市场和市场中的计划。计划中的市场是指预算管理通过内部计划的形式来应对外部市场的变化。医院的业务活动是一个非常复杂的过程，要使这样一个复杂的过程能互相协调地同步进行，达到经营目标，没有一个完善的计划，并为全体员工所掌握，是不可能实现的。市场中的计划是指预算管理必须以市场为导向，要根据对市场的合理判断来制订相应的计划。如果预算能够以连续的和有效的方式顺利开展，那么不论是在制定预算的期间，还是在预算完成之后，预算都会为医院和医院中的每个员工提供许多帮助。一般来讲，预算有以下作用。

（一）规划功能

预算首先体现为一种财务资源配置机制，实际上是对预测结果所提出的政策性对策方针。该方针的重点在于创造相应的条件来实现预测指定的目标。在这一方针中，医院要对内部资源进行整合、利用，并将其与外部资源进行协调。

从内容上看，预算规划的内容既包括财务活动也包括业务活动，是全方位的。预算的编制使一个组织的活动从"反应"模式转变为"先行"模式。一旦预算最终确定，不同的经营部门管理者就知道了他们将被要求做什么，然后，他们就会开始去做。

因此，预算可以鼓励个人、部门对未来可能发生的各种情况进行前瞻性的思考和计划。比如，对未来的业务收入和可能发生的各项成本进行预测，以及各种可能因素对业务活动造成的干扰和影响作出评估等。预算可以帮助人们事先预测和辨别各种业务的未来行为，辨别这些行为可能引发的后果。更重要的是，预算控制不仅以市场预测为基础，而且更进一步针对预测的结果及其可能的风险事先制定相应的应对措施，从而使预算本身具有了一种主动的反风险机制的特征。

要成功地实现预算的规划功能，首先要搜集相关的预算信息和数据，这些信息和数据，可能会随着预算编制者个人的需要和采集信息的环境的变化而发生变化，尽管如此，仍然存在着一些共性的东西。

预测的限制性因素，是指某种将会对所有与之相关的预测起重大限制性作用的影响力，如医保政策。作为一名合格的管理者，在预测之前必须首先确定在特定环境下和工作中存在的各种限制性因素。

预测的外部影响因素。医院应该仔细考虑对未来活动将产生影响的外部因素，并把可能出现的外部影响一一列出。例如，竞争对手的服务项目、业务活动、战略和国家的宏观经济指标（如通货膨胀率）等。

预测的内部影响因素。例如员工的福利待遇。

预算人员在吸收信息（如听取同事和下属的建议、研究他们的理由和态度，并征求第三方的意见）、考虑内部和外部影响因素时，必须形成自己的观点（对这些意见的可靠性作出理性的判断），而不应该完全受这些信息的影响。必须对有关的内部和外部影响因素进行再次的核查与考虑，确定没有任何遗漏后才能作出最后的决定。

从规划功能的角度看，预算是将未来某段时间的业务计划以数字（金额）表示出来的管理制度。预算表达了医院的主要目标，以及执行业务计划的各项活动与必要的支出。所以，预算的基本要求在于符合实际需要，过度乐观或悲观的预算都会给医院的经营带来不良的后果。预算能对医院未来年度的经营成果产生深远的影响。

（二）沟通功能

预算经常被管理者用作协调和沟通战略的工具。对于医院高层管理者来说，通过编制预算可以使医院未来战略规划和基本方针落实到位，通过编制部门预算和调整，发现潜在的问题并及时处理，了解部门主管的想法和对医院经营方针的理解程度，发现平时未掌握的情况。对于部门主管来说，通过编制预算可以掌握本部门的难处、改善的要点，通过参加预算会议增进对医院全局的了解，通过共同审议预算增强责任感和积极性，增强相互协作的可能。对全体职工来说，预算可以使大家了解医院的困难和处境、自己未来的任务、自己在医院中的作用和职责。

预算可以采用"交互性"模式，不仅仅是跨部门交流，还可以在最高层和低层管理者之间进行持续的交流。这种交互作用不仅包括预算编制时上下级的参与，而且是组织成员之间持续的对话，讨论变化为什么发生，系统或行为如何适应，以及是否应该采取某种行动去应对这种变化等。

在实际工作中，部门之间的预算衔接经常会存在问题，有些部门不知道某些数据需要从哪些部门获取，或者一些部门不能够主动把信息传递到下一个相关部门，从而严重缺乏沟通。部分编制工作甚至存在死角，没有相关部门把关。

（三）控制功能

预算体现为一种管理和对风险的控制机制。预算报表并不是数据的罗列，而是通过医院内部各个管理层次的权力和责任安排，以及相应的利益分配来实现的内部控制与激励机制。

持续的观察有助于上级精确统计下级的业绩，降低上下级之间的信息不对称，直接限制预算松弛。

预算目标具有较强的约束性，是医院各级部门的行为准则，是执行者进行自我约束、自我控制的标准。代理理论认为，信息的非对称性及契约的不完全性是产生利益冲突的主要原因。为减少这种冲突，使委托人与代理人的目标趋于一致，医院就必须制定一些检验和制衡制度，对代理人进行有效监督，预算在这一过程中发挥了重要作用。

预算将医院目标以财务数字和非财务数字的形式进行表达，经常会建立各责任中心的业绩目标（如成本、收入或业务量），从而可以将实际业绩和预算目标进行比较，成为控制经营活动的依据，衡量其合理性的标准。医院可以通过分析预算与实际差异的原因，明确责任归属，及时采取措施或修正预算，并将这些信息作为制定下一次预算的有价值的参考资料。

有时部门和员工之间的权责关系会交织在一起，会存在一些无法确定由谁直接负责的项目。这种可控性中存在的问题如果是在预算编制的时候就已经发现，那么可以在编制预算的时候通过分割权责关系、分摊成本费用来解决。但有的可控性问题可能是隐藏的，只有在发生与之直接相关的经济业务时才会显现出来，这样，在预算控制中就必须对无法归属的项目作出及时、合理的处理，否则就可能造成部门和员工之间的矛盾，影响正常的经营。

有效的预算控制系统必须注重协调，防止出现预算目标取代医院实际目标、局部目标取代医院整体目标的情况，预算控制系统必须贯彻全局性原则。预算制度的成功取决于对人的因素的重视程度。为了避免失调行为，不能过分强调预算的控制机能。除了预算，绩效的其他方面也要进行评价。

预算控制的形式有自我控制、管理控制和例外报告。预算控制程序的关键点包括以下几点。

1. 控制对象

相应的费用在进入会计系统时以报销单据或会计凭证为载体进行控制，这样就要求在报销单据和凭证上反映费用项目和发生成本的责任中心。

2. 控制方式

控制方式通常有四种：严格控制、特批控制、仅提示、不控制。

3. 控制点

控制点通常包括保存时控制、审核时控制。

4. 控制级次

按照作业中心的预算来控制，当超过作业中心的预算时，还需要判断是否超过部门的预算。

5. 控制期限

按照月度预算来进行的控制，但同时需要进行年度预算的控制。当成本发生时，首先判断是否超过本月的预算，然后还需要判断是否超过全年的预算。月度的预算数据形成后，根据预算数据控制日常业务。

（四）协调功能

全面预算不仅能确定医院的总体目标，而且能确定为达到总体目标所需的各项业务计划和为配合执行业务计划而制订的各项收支计划。医院通过全面预算来协调各部门各环节行动的一致性，使各种业务计划所预订的目标符合总体目标，并以此作为控制和调节部门工作的准则。

从本质上讲，预算是对人的行为的管理，预算本身是医院内部经过协商所制定的一个契约，它反映了各部门之间的利益关系。预算体系划定了医院内部的责任主体，明确了各责任主体的责、权、利，从而使得各责任主体的利益相对独立化，在医院内部产生了经济利益关系网络。实现这种经济利益关系的协调必然要求采取市场竞争形式，进而很自然地为医院引入市场竞争机制创造了条件。由于医院内部缺少一个完全的市场系统所必需的经济部门，因此就必须采用一系列非市场机制手段，在信息受到限制的情况下促进资源的分配和决策，预算就是其中极为重要的方式之一。

预算把各组织层次、部门、个人和环节的目标有机地结合起来，明确它们之间的数量关系，有助于各个部门和经营环节通过正式渠道加强内部沟通并互相协调努力，从整个医院的角度紧密配合，取得最大的效益。每个部门都应该了解本部门预算的作用和内容，并严格遵守预算的要求。同时，由于医院内所有的部门都是相互影响的。一个部门编制的预算，常常是另一部门编制预算的依据或会影响另一个部门的预算，因此各部门都应该明白如何去配合其他部门的预算开展工作。预算要求每一个参与者都必须以团队精神积极地工作，共同去实现既定的任务目标。

医院预算管理部门应该深入了解各部门预算的编制依据，探究各部门预算与总体目标有差距的原因，来判断预算的合适性。通过判断，进行部门预算以及部门间预算的调整。目前医院普遍存在的问题是各部门在编制预算时常常各自为政，并且也没有一个上层的主管统一协调，因此，彼此无法取得可能互相影响的相关资料。

（五）考核功能

经确定的各项预算指标，可以作为评价部门和员工工作业绩的标准。预算将医院业绩的测量结果和补偿系统联结起来。制约理论认为，不考虑整体效果，单考核一个部门的效率可能导致逆向行为，因为尽管个体显示良好，但总和却有可能对组织的整体产生不良后果，所以，在预算执行、监控、考核的过程中，如何引导各作业中心"正确地"行动来实现总体最优，对作业成本预算和管理效率的提高有很大的现实意义。

预算的执行人应该对他所负责的部门的业务结果承担相应的管理职责。每一个预算责任人都必须准确地了解他的每一个下属成员，以及他们每个人应该和必须做好的各项工作，这样才能够保证整个医院实现既定的业务目标。医院在编制预算时，会决定各个下级单位有权耗用的资源份额，通过预算资源的分配可以影响管理者从组织中得到报酬的水平，因为一般而言，获得的组织资源多，部门业绩通常会更好。

（六）决策功能

通过现金预算可以看出货币资金潜在的不足。如果一家医院能预测到未来会现金短缺，那么它就会采取措施收回应收款项，推迟购买新的资产。

预算的作用见表 1-1。

表 1-1 预算的作用

功能	详细内容
提供责任会计框架	预算编制是落实责任与权利，明确角色分工的过程。不同的责任中心拥有不同的权力和责任，预算要求预算单位的管理者对其部门管辖的预算目标负责，这能帮助各个责任中心更加明确自己的角色分工，并对实现预算目标的经营活动进行控制
激励员工今后改进经营活动	编制预算可以形成一种机制，使全体员工在参与计划的过程中，了解其行为对医院可能产生的正面或负面影响，以此保证员工的利益和责任，发现管理者偏离预算的原因和其所应负的责任，可以激励员工提升业绩
资源分配	资源应当按照预计的产出进行分配，预算应当首先考虑决定成功的重要因素
连续改进	医院应该持续不断地在满足患者需要、行业形象以及与竞争对手的关系等方面进行改进

表 1-1（续）

功能	详细内容
增加价值	预算为医院带来的价值应该比在预算上花费的时间所消耗的成本高
削减成本	当一个组织的目标主要是改进效率和盈利能力时，成本削减极有可能是重要的短期目标，在这方面，预算将是一种规划机制
控制瓶颈	预算有助于管理者找出经营中现存的和潜在的瓶颈，然后归集关键性资源以缓解瓶颈，防止它们成为实现预算目标的障碍

预算编制帮助相关人员深入了解所在行业和本医院特点。预算编制方法多种多样，表格设计和参数选定很有技巧，深入了解行业特点和自身特点才能设计出合理的模式和方法，并且要在变化中进行调整。

三、预算管理的特征

预算管理是根据医院战略，收集和整理有关的预算数据，并尽可能地按照预算内容和要求实现预算管理目标的过程。

（一）机制性

预算管理，其根本点在于通过预算来强化管理，使预算成为一种管理上的制度安排，而不是临时性、分散性的管理手段，要将预算管理看成一种围绕市场和医院内部组织展开的全新的管理机制。具体来讲，它至少应包括以下内容：

（1）责、权、利必须对等，以保证预算的顺利分解和推行。

（2）预算的决策权、执行权、监督权必须相对独立，以保证权力的制衡和系统的有序运转。

（3）根据预测结果主动规避风险。

医院需要一个方案来将战略—宗旨、策略、方针和战术—实际经营活动联结起来。这就是预算程序所要扮演的角色，预算程序也提供了一种持续追踪成本及测量经营活动的机制。

（二）战略性

预算管理的战略性体现为它打通了医院战略与经营活动的关系，使医院的战略意图得到有效贯彻，长短期预算计划得到衔接，运营计划和财务计划之间得到恰当的平衡和保持正确的先后顺序。

全面预算作为一种战略管理，一方面，预算目标的定位体现不同类型医院的战略重点，另一方面，预算模式的选择又体现医院不同时期的竞争战略。同时，全面预算管理运用价值管理的手段，使医院内部资源高度整合，将医院价值与各部门的具体目标、岗位责任相联系，使业绩计量与业绩评价的战略导向性更强。可见，全面预算又是战略实施的重要保障。通过对预算运行过程和结果进行分析，进而再评估或修正医院战略，从而对医院战略起到全方位的支持作用。没有战略意识的预算不可能增强医院的竞争优势。

（三）全员性

预算管理是一种涉及医院内部各个层次的责、权、利关系的制度安排，其顺利施行需要全院上下统一思想和认识，密切配合。"全员"包括两层含义：一层是指"预算目标"的层层分解，人人肩上有责任；另一层是指资源在医院各部门之间的协调和科学配置的过程。通过医院各职能管理部门和业务部门对预算过程的参与，把各部门的作业计划和医院资源通过透明的程序进行配比，从而可以分清"轻重缓急"，达到资源的有效配置和利用。由医院决策当局依据整体战略规划、阶段性管理目标、未来市场环境预期以及各项经济资源的支持能力等因素，提出拟决策的总体预算草案，然后通过各环节、各层次责任单位以及责任人进行由上至下、自下而上全方位地分析、分解、论证与上下反馈、沟通、协调，不仅使得医院决策当局的战略意图通过各层责任单位、责任人的积极参与分析、论证的过程而被广泛认知，保证了决策的程序化与科学性，同时也使得决策方案的顺利实现拥有了坚实的全员基础。

（四）综合性

由于预算管理涉及医院的方方面面，要实施完整的预算管理，就必须将管理的触角延伸至医院的每一个部门或个人，将管理的内容渗透到医院日常经营活动的每一个环节。预算管理中的各项制度、各类目标对医院每一个部门、每一名员工都具有普遍的约束力。

预算的综合性还表现为评价对象的广泛性，包括从高层到中层，直至基层的各级次责任单位；在对评价结果的奖惩上既有即时性奖励，也有远期性奖励。

（五）全程性

预算管理不仅应重视预算指标的下达、预算的编制和汇总，更应重视通过预算的执行和监控、预算的分析和调整、预算的考核与评价，真正发挥预算管理的权威性和对经营活动的指导作用。预算指标在设计上具有一定的阶段性（如每月指标），这实际上就是一种对过程的控制；预算评价总是在一定的预算期末（如每月月末）进行，这实际上就是对结果的考核。通过引入预算管理，医院对经营过程的控制与对经营结果的考核达到了较好的统一。

（六）适当灵活性

在编制预算时，要尽可能地将可能发生的情况加以全面考虑，努力确保预算项目的完整性，避免预算项目的遗漏。然而预算控制中最大的危险却是预算制定和执行得过于细微、过于死板，从而失去了为保证效率和效益而必需的灵活性。如果预算对极细微的支出也作出了规定，那么会导致各部门缺乏应有的自主裁量权，进而影响医院的运行效率。太多的细节会限制预算柔性，并不是预算包含的细节越多，医院的绩效就会越好。预算的本质是对未来的规划，详细度和准确度不存在正比关系。由于编制预算时所采用的前提和假设在实际执行过程中会发生变化，这些变化不是预算体系可以预见或控制的。过于详细的预算会产生较高的机会成本，预算的细致程度应结合授权的程度进行认真确定，过细过繁的预算等于使授权名存实亡，也失去了为保证效率和效益而必需的灵活性。在预算开始之前要提三个问题：我们要去哪里？我们怎样到达那里？如果情况背离计划我们怎么办？第三个问题的答案在执行中最有价值，任何一个组织的成功取决于其发现变化并作出反应的速度。未来就像是一个移动靶，射击中存在不确定性和风险，好的预算就应该反映这种不确定性或者说能够反映这种风险。是将预算做到尽可能详细，还是制订一系列正当的假设计划和突发事件应对计划？显然应该选择后者。医院经营者应及时把握一切有利的机会，即使这些机会事先并未纳入预算之内。

对预算详细程度的决定，要结合波动性和重要性综合考虑。相对于预算目标而言，只要预算编制中无大的缺陷，客观条件也未发生大的变化，就要求各责任部门不折不扣地完成预算，不允许突破。

医院实行预算管理制度本质上是主动掌握未来的变化，适应未来市场和环境的发展，而不是要束缚自己的手脚。未来必然存在许多不确定性因素，唯有变化是亘古不变的。变化并不可怕，可怕的是对变化的迟钝领悟。读懂变化，就拥有了把握风险和机遇的能力。事实上，再强大先进的组织也无法做到实践完全符合预算，重点在于怎样在执行中控制预算，找出计划和实际的差距，挖掘背后存在的深层原因，读懂信息传递出的风险和机遇信号，做永远走在前面的人。

（七）效益性

不论采用何种模式，预算管理的出发点都立足于提高管理水平，促进效益增长。此外，预算还具有市场适应性和主动性的特点。

四、预算组织体系

预算组织体系是预算机制运行的基础环境，预算目标的实现必须建立在完善的预算组织的基础上。医院需要在其组织结构中建立既依托于组织结构，又与组织结构保持相对独立的预算组织体系。预算组织由预算管理组织和预算执行组织组成。预算管理组织是指负责预算编制、审定、协调、调整和反馈的组织机构和人员。预算执行组织是指预算执行过程中的责任单位，它以责任网络状形式存在。

预算管理机构的设置必须遵循运行高效、繁简适度、控制有力、责任清晰的原则。

（一）预算委员会

医院应该设立超越具体职能部门的预算委员会，以便从组织上保障全面预算的顺利实施。预算管理委员会是医院内部负责审议、确定预算目标、预算政策和程序，审定、下达正式预算，根据需要调整或修订预算，收集、研究、分析有关预算执行的业绩报告，制定相关控制政策和奖惩制度，仲裁有关预算冲突等，全面负责预算管理的专门机构。

对于预算委员会的人员组成，应坚持权威原则、全面代表原则和效率原则。权威原则是指为保证由预算委员会制定出的预算具有权威性，能在实际工作中得到切实地贯彻，要求预算委员会除医院领导（其作用是提出医院的战略方针、保证预算内容符合医院的管理目标）以外，其他成员也应对各自部门的活动具有绝对控制权。全面代表原则是指预算委员会的成员要能全面代表医院内各个层面的利益，保证各个主要部门的利益在预算中都能得到合理的体现，以防止预算实施的过程中一些部门对预算进行抵制。效益原则是指要在权威性和全面代表性的基础上保证预算委员会的工作效率。预算委员会的成员数量不能太多，各医院要根据本医院的实际情况灵活设定。

1. 预算委员会的作用

（1）确定具体的预算周期。

预算周期的长短应该主要依据医院对其经营环境的判断来确定。如果认为业务环境中不确定因素较多，就可能需要使用较短的预算周期，并必须对各项内容进行更严格的控制；反之，则适合采用较长的预算周期。一般认为，预算工作永远处于一种随时发生变化和调整的状态之中，所以不要将预算的时间周期设定得过长，因为，对于预算中的预测数据而言，时间越长，主观的成分就越大，可靠性也就越差。一般可以从每年的第四季度开始编制下年度预算，包括前期准备、预算编制、预算审批三个阶段，这三个阶段按顺序进行。预算年度是预算的执行期，包括预算执行与控制、预算反馈与分析、预算调整、预算考核四个流程，这四个流程是同步并行的。预算年度次年是预算管理的后续阶段，包括预算反馈与分析、预算考核两个阶段。

（2）确定预算的子周期。

根据医院或部门对预算数据的控制程度和要求的不同，在不同的预算中采用不同的子周期。预算所针对的具体业务环境的起伏变化程度越激烈，它所要求的控制程度就越高；相反，业务环境越稳定，它所要求的控制程度就越低。例如，业务收入预算必须按旬或按月进行监督，而行政管理费预算则允许按季度进行检查。当然，对预算的监督频率主要还是取决于管理者是否能够及时获得所需要的管理数据，因此，相关部门必须建立一个有效的预算支持系统，以保证管理者能够及时地获得有关的预算数据。

（3）确定每个部门都必须使用的收入和成本项目的内容。

预算管理委员会应该使医院中的每一个成员都了解这些预算科目的内容，并严格遵守有关的预算规则，以使所有的数据都能够准确无误地汇总到总预算中。

（4）确定预算子科目的内容。

管理者应该根据预算计划和管理控制的目的确定具体的子标题。过细的做法只会增加人们在管理过程中的难度，并增加不必要的时间成本。例如，使用"办公用品"就足以表示那些橡皮、铅笔、曲别针等物品了，因此，无须再对该科目进一步细分。管理者应该使医院中的全体部门和负责人都清楚地了解关于预算科目的使用规定，并采取统一的做法。目前实际的情况常常是一个部门把信封信纸归属到"印刷费用"科目，另一个部门将之纳入"办公用品"费用科目，这无疑给总预算编制的过程造成了不必要的麻烦和时间浪费，为此有必要由财务部门编列"会计科目与预算子目明细对照表"，提供给预算编制部门使用。

2. 预算手册的内容

预算委员会的另一项重要工作就是编制预算手册，预算手册由一系列的说明组成，它的主要目的是告诉各个负责预算工作的部门应该如何正确地编制和管理预算。一个有效的预算手册应当包括如下内容。

（1）一份关于预算重要性、目标和期望结果的说明。

说明执行各种预算程序的原因、影响预算编制的外部因素的标准假设、医院对可能的价格和市场条件的估计、将影响预算的内部因素的细节、医院目前的结构性问题（如雇员人数变动和可能的工资水平）。这些说明要认真编制。

（2）预算的时间。

预算所涵盖的时间区段应该明确地表示出来。例如，收入预算的期间：2020年1月1日—2020年12月31日；资本性支出预算的期间：2020年1月1日—2022年12月31日（3年）。

（3）预算编制的组织形式。

明确预算编制以哪一级责任中心为基本单位，是逐级申报，还是由基层责任中心直接向预算管理部门申报，各级责任中心有什么职责，预算项目归口管理部门有什么责任，等等。

（4）预算的内容和范围。

应对每一类预算进行详细的描述和定义（必要时，根据医院的实际情况直接列明预算所包括的具体内容），使不懂财务知识的人也能够明白各类预算之间的区别。统一整个医院范围内的各种概念、格式以及流程，运用与医院总体目标相联系、定义清楚的指标进行业务评定分析，使用通用语言促进计划流程更有效地沟通，以使员工对目标和策略有相同的理解。

（5）需完成的各个特定预算业务的一览表，以及将它们汇总成主预算的时间表。

预算日程有助于协调预算程序，它应指出所有预算业务的完成时间，并且与业务一览表相对应，以防止某一个预算编制不及时，导致其他所有预算编制出现"瓶颈"。在日程表中应指明预算分析、反馈的时间。

（6）针对相同的会计科目，制定共同基准。

在相关范围内使用同样的预算标题，确保预算中的同类数据按同一统计口径进行统计，便于使用者在工作中相互理解和互相配合。

（7）说明谁应对提供哪种形式的信息负责、何时要求提供信息以及信息应采取什么形式。

（8）需要完成的表格复印件以及填表说明、软件使用指南。

预算表格体系非常重要，因为它不仅涉及如何表现数据结构、数据之间的关系和数据的运载，而且还涉及预算用户能否顺利地通过预算发出前馈信息并取得相应的反馈信息。一套理想的预算表格体系应该是所有表格都由严格的数据勾稽关系连接起来的体系。

（9）一份医院结构图，包括负责各项预算的人员名单。

预算职责要与岗位而不是与人相联系，因为在预算编制的时候，要将职责分配给在特定岗位上的人。

（10）部门账户代码和帮助解决预算编制问题的专家联系名单。

预算手册的内容应该通俗易懂，应该使预算表的设计在内容和格式上都便于使用者对预算数据进行比较和控制。

　　预算委员会还应该对各个部门的预算草案提出各种各样的问题，要求各部门计算在某些情况下可能出现的问题、提出解决这些问题的方案，并对方案进行评估等。预算编制者应该在正式向预算委员会提交预算之前，对这类问题进行详细检查。在对预算进行汇总的过程中还可能暴露出其他的一些问题，因此还需要在预算委员会的内部，或者在预算会议之后对有关的事宜作进一步的研究和讨论。

　　部门或科室的负责人要定期对各项预算数据进行检查，以及向上一级管理者报告预算中出现的差异和执行中存在的问题，同时，应该及时采取行动来消除预算中出现的差异，并防止类似的问题再次发生。只有当遇到了那些本部门无法解决的问题时，部门负责人才需要向预算委员会报告。此时，预算委员会必须马上给予明确指示，或者立即召集有关人员开会，研究讨论具体解决方案。如果问题不能得到满意的解决，就必须立即启动预算修订程序。

　　（二）预算编制机构（预算单位）

　　预算单位是指预算编制单位。原则上，现有组织结构中的每一个单位都是一个预算单位。当然，组织结构中各单位的设置未必是合理的，但这不是预算管理本身的任务，而应该由其他管理部门在编制预算之前先行予以优化。预算单位分类的另一个标志是责任中心。按组织结构分类和按责任中心分类并不矛盾，成本中心、利润中心和投资中心在组织结构之间存在着技术上的联系。预算编制工作能否顺利进行，关键在于相关信息资料提供与汇集的及时性和有效性。从医院角度来讲，这些资料应当囊括财务、医疗、药品、服务、耗材、采购、维保、劳动人事等方面的具体而综合的信息，包括历史资料与预测信息、金额数量资料与各种非金额数量的分析资料等，要责成各相关部门按照规定的内容与时间向预算编制机构提供。实现与市场的充分对接，是现代市场经济条件下编制预算以及实施预算管理的基本特征。业务量信息的准确与否，对于预算目标以及整个预算管理的效果产生着决定性的影响，这就要求预算编制机构在管理部门提供的有关业务量信息资料的基础上，进一步组织力量对未来市场变动趋势进行针对性的专题分析、预测，以取得最为可靠的未来业务信息资料。

预算草案是由各相关部门提供的，但编制预算需要专业技能，需要对各项预算进行协调、平衡，要将医院总预算分解为责任预算等。因此，正式预算的编制一般以财务部门总负责为宜，同时吸纳有关临床部门、医技部门与职能部门主要负责人员参加。

科室主任、护士长应该是降低成本的第一责任者，他们应该知道成本标准设定的方法、状况、修订原则等，看懂成本差异报表、了解数据来源、了解各种卫生材料领用情况、知道哪些材料应该归入什么成本项目。在保证质量的前提下制订降低成本的计划和措施，将其分解到岗位，寻找管理制度上的漏洞和不完善方面，确定预算的重点控制项目，以本部门用量大、单价高、浪费严重的项目为重点控制项目进行事中控制。在财务人员指导下，制定成本管理程序性文件（包括材料管理网络体系、分解到岗的成本指标、为控制成本而规定的作业标准等），在文件中要明确责任人，参加财务部门牵头召开的成本分析会，对一些数据进行直接核对，研讨解决成本管理中出现的问题，进行横向协调配合。

（三）预算监督机构

预算监督是指对各项预算执行主体的具体执行情况进行监控。由于各预算执行主体性质各异、对象分散、范围较广、环节甚多，因此要采用一级管一级的办法来实施监控，不必设立专门机构。运用这种模式，可将监督渗透预算管理的各个环节，贯穿预算执行的整个过程，体现预算管理的全程性的特点。整个监控过程要将责任目标与员工自身利益捆绑在一起，同时抓住医疗收入、成本、医疗质量等几项关键要素来展开。

（四）财务部门在预算管理中的作用

从我国公立医院的现状上看，其预算管理的主要职责一般都由财务部门代为行使。纵然预算管理的核心是财务管理，但由财务部门来行使完全的预算管理职能，必将产生两个问题：一是作为下属，它能否对院长在预算管理中的责、权、利进行调配与监督？二是对其他平行部门，其考核、监督是否具有较强的约束力？预算的信息流转是从业务数据到财务数据的过程，无论从专业性还是职责分工来看，财务部门都不能确定和左右一切。

在预算编制的实际工作中，许多医院由财务部门将空白的预算表格分送各部门，并要求在某一期限内完成编报，但却未颁布预算编制的手册，致使各部门在编制预算时，缺乏共同的准则或基础，发生"各说各话"的情形，在编制预算时随心所欲，使汇总后的预算内容参差不齐，甚至无法汇总。因此医院必须将财务部门作为其预算编制的工作机构，使它执行如下职能：公布预算编制的程序和表格，协调和公布作为预算基础的基本假定，确保内部组织部门的信息准确传递，为预算编制者在预算编制方面提供帮助（如提供至最近月份的实绩资料），分析预算提案和作出推荐、管理本年的预算修订过程，协调低层预算部门（如后勤部门）的工作，分析报告业绩和预算的对比并解释结果，编制总报告。

财务部门在预算管理中起的是桥梁作用。从预算编制程序上看，不论采用自上而下或自下而上模式，均存在一个上下沟通的问题。首先，财务部门因其能较为全面综合地掌握医院的经营活动信息，所以由它来担当沟通者的角色是最合适的；其次，在预算执行过程中，财务部门了解各部门预算执行程度，能顺利地进行信息反馈；再次，对各部门的预算任务，财务部门需将它们纳入相应的预算指标体系中去，并尽可能规范每一指标的统计口径；最后，财务部门应为预算考核提供确切的数据。对各部门上报的数据，财务部门要加以审核、确认。

财务人员是全院预算管理的组织者，负责制定有关预算管理的流程，预算推进的进度、计划，培训责任中心负责人的预算知识，为预算提供专业的建议和支持，牵头召集或主持预算工作会议以及在预算执行过程中对预算进行监督。但是他们对预算管理起的作用是通过责任中心负责人传递下去的，而非直接参与各部门预算的编制。医院应该把预算当作管理制度而非会计制度，必须由发生预算的单位负责编制预算。

所以说预算管理绝不是财务部门"闭门造车"的工作，也绝不会达到"出门合辙"的效果。财务部门通过预算"切入"整个医院管理，协助医院管理层管理整个医院的手段（有的医院过度强化财务部门在预算管理中的作用，将全面预算等同于"财务预算"，定位于"财务方面的预算"，甚至是"财务部门的预算"）。全面预算管理是涉及全方位、全过程、全员的一种整合性管理系统，具有全面控制力和约束力，绝不仅仅是财务部门的事情。一个行之有效的预算，往往要经过各部门的反复推敲、协调一致才能推出。

（五）预算归口管理

归口管理就是规定组织内的某种资源或某类项目由一个专门的部门负责管理。归口管理是为了更好地、更合理地分配和使用某种资源，使这种资源的使用在医院内部达到优化的目的和某种程度的平衡。

在预算申报阶段，要让各部门向归口管理部门申报相应的归口资源或项目的需求，由归口部门汇总整理后再向预算管理部门申报归口预算。预算经批准下达后，归口管理部门也要将其依次下发给各部门。如果批准的预算额度小于申报额度，有以下几种处理方法：

（1）按比例核减各部门的预算额度。

（2）要求各部门在申报预算时，先按优先顺序排列，归口管理部门直接删除优先级别低的项目，直到满足批准的预算额度为止。

（3）批准的额度不作分解，由归口部门直接掌握，视实际情况，酌情处理。

在归口预算的执行上，可分成两种情况：

第一，标准化的项目，由归口管理部门制定全院性的标准，按标准统一执行。

第二，各部门需求不同的项目，如培训、电脑软件等，先由各部门提出需求申请，经归口管理部门审核后再送相关部门或人员审批。

（六）预算责任网络

预算管理的实施需要医院各层面的支持、理解和配合。医院实行预算管理必须以健全的组织构架为基础。医院必须按组织结构来编制预算，预算目标的达成，只能通过"人"而非"事"。责任中心与预算组织必须合一。预算责任网络通常是纵横交织的网络，该网络主观上要求各主体间必须要有清晰的权、责、利边界，但医院内部各责任主体的权、责、利又存在着无法割裂的连带、延续等相互影响关系，从而可能导致各预算主体之间，尤其是同级责任主体之间在执行预算的过程中发生有关责任和利益分割的纠纷，甚至可能因此而影响预算的顺利实施，此时，必须借助仲裁维护核算的严肃性。

第二节 医院预算管理的概念及现状

医院预算是指医院根据事业发展计划和任务编制的年度财务收支计划，是对计划年度内医院财务收支规模、结构和资金渠道所做的预测，是计划年度内医院各项事业发展计划和工作任务在财务收支上的具体反映。医院预算由收入预算和支出预算组成。收入预算包括财政补助收入、科教项目收入、医疗活动收入和其他收入；支出预算包括医疗活动支出、财政项目补助支出、科教项目支出和其他支出。医院预算管理的对象涉及人、财、物各方面，它们在预算管理体系中均以责任、目标的形式系统地体现。

目前的医院预算管理无论在预算管理的意识方面，还是在预算的编制、执行及评价监督等具体的实施过程中，都存在许多问题，预算管理机制还很不完善，预算管理效益远没有发挥出来。具体说来，存在以下问题。

一、预算管理意识薄弱

目前医院的预算工作基本上是向上级主管部门进行报告，医院编制预算的目的和需求主要是为了申请经费和完成上级部门布置的预算任务，而不是内部管理的需要。因此预算管理在医院并不被重视，仅仅是作为财务部门年初和年末的一项工作。财务部门于上一年度末根据主管部门的要求编制当年的预算，上报上级主管部门，主管部门下达预算拨款额度后，根据该额度编制反馈预算；年末根据财务核算结果作对比分析。预算的编制往往与医院的战略规划脱节，没有业务科室和业务人员的参与，业务科室的工作计划与医院的预算没有直接关系，实际工作不根据预算安排，预算的执行没有反馈、没有考评措施，不与奖惩挂钩。由此造成医院财务管理缺乏计划性，有限的资金得不到充分利用，有限的资源得不到合理配置，管理忙碌而又混乱，同时也不能有效地调动职工的积极性。

二、预算内容不全面

预算管理是一种全过程、全方位、全员性的管理，因此，预算内容体系应当是全面而系统的，必须涵盖医院财务和业务的全部，应当建立三级预算体系，包括责任预算、院级预算及医院总预算。责任预算包括职能部门及临床医技科室的预算。按照责任中心的权责范围，医院的临床医技科室构成医院的利润中心，预算的编制内容应包括业务量预算、业务收入预算、业务支出预算、收支结余预算；职能部门和后勤部门构成成本费用中心，其预算编制为本部门的费用支出预算。此外，各责任中心还可以根据工作需要编制设备购置预算。院级预算是指医院负责财务、财产物资、人力资源管理、后勤保障等方面管理的职能部门，根据本部门所承担的管理职能，以及各责任中心提供的责任预算和医院的年度预算目标，编制医院层级的预算。医院总预算是在对责任预算和院级预算进行审核分析的基础上，由预算专职管理部门根据医院的年度事业计划和预算目标，按照上级主管部门的要求所做的医院总体财务预算，包括业务收支预算、资产负债表预算、现金流量预算、筹资预算、项目预算等。目前的预算内容限于院级层面，而且仅仅包括业务收支预算和项目预算。

三、预算编制方法不科学

目前医院基本上采用"基数法"编制预算，即根据上一年度的基数加本年度增减因数来确定年度的预算收支规模。这样编制出来的预算往往会成为空头支票。预算的编制方法有多种，如零基预算法、滚动预算法、绩效预算法、固定预算法、弹性预算法等，应当根据预算编制内容，选择适宜的预算编制方法。如：工资费用、折旧费用、修缮工程等可采用固定预算法；水费、电费、取暖费等可采用基数法；业务收入可采用滚动预算法；材料费用、药品费等与业务收入有直接关系的科目可采用弹性预算法；职工培训费、宣传费、招待费、差旅费、对人员及家庭的补助支出等可采用零基预算法；临床医技科室的收支结余可采用绩效预算法等。

四、预算管理体系不健全

完整的预算管理体系包括预算的编制、预算的执行、预算的分析与评价、预算的考核与激励。为保证预算管理的有效实施，还应设立专门的预算管理组织。目前绝大多数医院没有建立起完整的全面预算管理体系，从而无法保证全面预算管理的实施。

第三节　医院预算管理的基本规则

一、预算管理需要确定原则

经济管理中的预算管理是重中之重。不同性质的医院应有不同的预算原则，一家医院在不同时期，其预算原则也应有一定的差别。预算编制的原则包括收支统管原则、以收定支原则、收支平衡原则、统筹兼顾保证重点原则。一般来说，"以收定支"是预算管理的一个基本原则，"发展经济"是预算管理的必要原则，因为医院要发展、经济要提高、工资要上涨、价格要消化，财务预算没有一个合理的增长幅度肯定不行。"平衡利益"是预算管理的和谐理念，预算管理只有达到平衡各方利益，实现社会、患者、员工利益共赢的局面，才能真正促进医院发展。而其中"成本控制"非常重要，医院本身属于微利、微增长、逐步积累、逐步增效、逐步扩展的医疗行业，没有强有力的成本控制，预算管理难以有效实施。

二、预算管理需要收集信息

正确判断与预算有关的信息，才能最大限度地接近真实。从宏观上看，医院经济和预算受国家政策影响较大。国家经济不断发展，人民日益重视健康水平，加上新型农村合作医疗政策的实施，城市居民医保的推进，都是预算的利好消息。但社会物价上涨、人工成本增加是利空消息。从医院角度来看，哪些项目和科室应该迅速做大做强，哪些科室只能缓慢发展或需要整合，都关系预算管理能否落实到位，制定者需要未雨绸缪，妥善安排资金。

三、预算管理需要科学制定

医院财务预算是门科学，必须严肃认真对待。为了制定出比较合理真实的预算，医院各环节、全体员工及上级领导的意见都是需要制定者听取、分析和采纳的，形成预算方案后，制定者需要和员工广泛沟通，并通过一定形式予以确认。

四、预算管理需要推进执行

医院预算完成后，还需要通过制订计划及行动路线，包括战略计划、年度计划、财务计划、质量计划、人才计划等，来确保预算目标的完成。医院要对预算进行分解，对收入单元要有目标，对成本单元要下达控制指标，须签订相应的目标责任制，建立并兑现奖惩。同时要严格执行财务预算制度，不得突破或变更预算。如果预算确实需要调整，必须依据一定的程序完成，使预算能够得到刚性执行，促使医院经营水平不断提升。

第四节 医院预算的编制

一、预算编制的计算方法

定额计算法适用于按照定员或其他基本数字计算的项目，如人员经费等。比例计算法常用于按比例掌握开支的经费预算，如养老保险金、失业保险金、住房公积金职工福利、工会经费、科研费、折旧费等。标准计算法适用于国家有明确规定收支的项目。比较分析法是通过与上年相同项目比较或与不同单位条件相同的项目比较，计算医院的项目金额。估计计算法通常用于无法核定预算定额，又无规定标准的预算项目。在实际编制预算时，常交叉综合运用上述计算方法。

二、预算编制的方法

长期以来，医院编制预算采用的是传统的"基数加增长"的方法，即以前一年基期费用水平为出发点，适当调整当年有关费用项目来编制当年财务预算。"基数法"只考虑医院业务范围扩大的科室的情况，而忽略或隐瞒了业务范围缩小的科室的情况，这样会使医院的经费预算出现漏洞，造成超预算编制。零基预算法是在编制收支预算时，不考虑基期情况，而是以零基数为起点，对所有收支项目重新核定，每个部门的负责人对新的预算年度中想做的所有事情进行审核，并测定不同层次服务所需的资金。零基预算强调一切从零开始，摒弃支出中不合理部分，能促进医院加强内部经济核算。但零基预算编制要求比较高，编制时间相对较长，工作量也比较大。为了使预算真正切合实际，更好地把未来的潜在因素考虑周到，业务收支预算可以采用滚动预算。在编制预算时，先按年度预算分季，并将其中第一季度分列各月的明细预算数字，以便监督和控制预算的执行，至于其他三个季度的预算则可以先粗一点，只列各季总数；到第一季度结束后再根据情况的变化，对第二季度的预算进行修正，按月细分，除第三、第四季度仍按总数列示外，还增列下一年度第一季度总数，以此类推。采用滚动预算有利于管理人员对预算资料做经常性的分析研究，并根据预算执行情况及时加以修正。

三、制定预算目标

不尽合理的预算目标的设立是医院预算系统运行效率不高的直接原因之一。医院预算目标的设立受到医院战略规划、预算指导原则等多方面因素的影响。医院的战略规划是在分析了医院内外各种影响因素后提出的，为医院的长期发展指出一个明确的方向。医院的预算应当符合医院长期发展目标的要求，以战略规划为框架。

四、确定基本数据

基本数据主要包括预算期人员编制数、离退休人数、病床数、病人实际占用床位数、出院人数、门急诊人次、每床日平均费用和每门诊人次平均费用等，制定者据此制定医院的收入总预算、支出总预算、现金流量总预算、资金总预算、急诊工作量总预算和住院床日总预算等，并粗略编制医院的预算资产负债表。

五、收入预算的编制

根据医院总收入预算中确定的任务层层分解，包括财政补助收入、科教项目收入、医疗活动收入和其他收入。由各个部门、基层单位以及个人参照制定本部门、本单位的预算，上报医院高层管理部门。财政补助收入预算数，从同级财政部门中取得的各类财政补助。"基本支出"明细科目核算医院由财政部门拨入的符合国家规定的离退休人员经费、政策性亏损等经常性补助；"项目支出"由财政部门拨入的主要用于基本建设和设备购置、重点学科发展、承担政府指定公共卫生任务等的专项补助。科教项目收入：即医院取得的除财政补助收入外专门用于科研、教学项目的补助收入。医疗活动收入预算包括门诊收入预算和住院收入预算两大部分。门诊收入以计划门诊人次和计划平均收费水平计算，有收费标准的收入项目根据门诊业务量按标准计算，没有明确收费标准的项目根据上一年度收入完成情况，结合本年度相关因素编制，也可以以全年计划门急诊人次为基础，按每一门诊人次计划收费水平计算编制；床位收入以计划病床占用日数和计划平均收费水平计算，检查化验收入按病人检查人次乘以平均收费规定标准，其他没有明确收费项目的，根据上一年度收入完成情况，结合本年度相关因素编制，也可以以全年计划病床占用床日数为基础，按每一个床日计划收费水平计算编制。其他收入则根据具体收入项目的不同内容和有关业务计划分别采取不同的计算方法，逐项计算后汇总编制，也可以参照以前年度此项收入的实际完成情况，合理测算计划年度影响此项收入增减因素和影响程度后，预计填列。

六、支出预算的编制

医院支出预算的编制要本着既要保证医疗业务正常运行，又要合理节约的精神，以计划年度事业发展计划工作任务、人员编制、开支定额和标准、物价因素等为基本依据，包括医疗活动支出、财政项目补助支出和其他支出等。医疗活动支出是指开展医疗服务及其辅助活动发生的各种费用，包括人员经费、耗用的药品及卫生材料费、固定资产折旧费、无形资产摊销费、提取医疗风险基金和其他费用等。对人员经费支出部分要根据医疗业务科室计划年度平均职工人数，上年度平均工资水平，国家有关调整工资、增加工资性补贴的政策规定、标准，离退休人员数和国家规定的离退休经费用于开支标准等计算编列；公务费以年度人均实际支出水平为基础，按计划年度医疗业务科室平均职工人数、业务发展计划、经费开支定额计算；业务费可在上一年度实际开支的基础上，根据计划年度业务工作量计划合理计算；设备购置费、修缮费等，可根据修购基金提取数量以及根据需要和财力可能安排的修购项目实事求是地编列。财政项目补助支出按照具体项目预算编列，对医院行政管理部门、后勤部门的人员经费和公用经费以及其他各类杂支分别计算编列。其他支出，可参考上一年度实际开支情况，考虑计划年度内可能发生的相关因素，正确预计编制。

七、解除信息不对称给预算编制造成的困扰

下级管理者拥有与预算相关的信息而上级管理者不拥有。下级管理者凭借自

己的信息优势，会建立较为松弛的预算，使预算失真。因此，预算的编制要采取由下至上、再由上至下的方式。先由处于最低决策层的部门，在预算指导原则的前提下，提出关于下一年的第一轮预测，在组织的层级结构中不断向上提交。组织的高层管理人员应当分析预算与组织战略的一致性以及部门间预算的一致性，并进行必要的调整。调整后，将这些预算重新下达到各个部门中。必要时，再进行下一轮的预算调整。

八、医院财务预算的审核

建立医院—职能部门—临床科室三级预算体系后，预算委员会参与预算的听证、审核、核准过程，对医院重大项目预算应有专家论证、工作组集体讨论决策的过程；预算核准后，报医院预算领导小组审议批准，最后将预算批复以书面形式下达各预算部门。经财政部门和主管部门批准的医院预算一般不予以调整，但由于国家实施重大政策措施和国家财政收支情况发生变化以及事业计划和收支标准调整，或者发生其他特殊情况，医院可按规定程序进行调整。

第五节 医院预算的执行

预算执行即预算的具体实施，它是预算目标实现与否的关键，因此它是预算管理的核心环节。预算管理的有效措施必须借助激励与约束机制，充分调动各级责任人的积极性与创造性，并强化其责任意识。为此，医院除了依据可控性原则编制科学、先进的预算外，还必须调动各项经济资源，尤其是人力资源的潜能，也就是说应从人的自我需求及追求个人价值实现的愿望出发，设计激励制度，充分调动每一个人的积极性和创造性，从而实现全员参与民主决策机制。

预算编制过程中，上下级之间往往处于对立面，所以，预算执行环节应做好预算执行情况的真实、完整的记录，有效地进行有关预算信息的收集与反馈。

一、设定财务预算的目标

在医院预算管理制度下，预算目标处于整个预算体系的核心地位，它既是医院编制预算的基础，也是严格执行预算期望实现的目标。第一，预算目标应该体现医院战略目标，医院战略目标决定预算目标。第二，战略的不同决定了医院的发展思路与方针的差异，所以不同医院和同一医院的不同时期预算管理的目标与重点绝对不一样，预算目标、指标的选择必须适应和体现这种变化。第三，医院战略是医院长期经营的总方针，应该体现在年度预算和业绩合同中，而预算作为一种行动的安排，使日常的经营活动和医院的战略得以沟通，形成了具有良好循环的预算系统。战略虽然明确了未来的具体目标，但只有通过预算定量化的指标体系才能完成。

（一）明确预算目标的导向性

医院初期的预算目标根据医院战略目标以及技术水平等情况综合设定，作为医院经营初期的指导性计划。医院在发展期的预算目标为目标利润，目标利润的确定按照同行业标杆医院的投资回报率、医院资产的实际状况以及市场情况等加以确定。预算目标的确定必须体现医院战略方向。合理的预算目标能够促进医院的快速发展；反之，不合理的目标则会使预算管理流于形式，从而达不到预想的效果。因此，财务预算目标的确定直接关系到预算管理的成败，是财务预算管理的核心环节。

预算目标在确定时通常会存在两种情况，即目标过高或过低。目标过高，就会为执行者带来困难，使执行者无法完成，最终使预算目标成为遥不可及的空目标；目标过低，对于执行者来说则没有难度，对执行者的激励作用不大，使医院丧失快速发展的机会。因此，年度财务预算目标强调的是可操作性、可完成性，必须结合医院的战略目标及当期的具体情况而制定。预算目标的确定也受到内部、外部环境的影响，医院在制定预算目标时必须综合考虑这些因素。其中外部环境主要包括宏观政策变动、主要竞争对手变化等，内部环境主要包括管理层的稳定性、现金流等。

医院在确定目标利润时应从两方面进行考虑，即外部和内部。对于外部，医院应从所处的市场环境进行分析，确定医院在市场中的定位，同时考虑相关的税收政策、融资渠道等的变化，最终确定销售额；对于内部，医院应考虑自身的实际情况，主要是对医院的各项资源进行分析，进而正确评估自身实力，从客观的角度确定目标利润，避免确定的目标利润过高或过低。

（二）设置多元化指标体系

1. 多元化指标体系

医院预算目标采用综合预算指标体系，预算管理目标体系分为四部分：基本指标、辅助指标、修正指标和否决指标。

（1）基本指标作为预算指标体系中的核心指标，按照责任中心的不同，其基本指标设置也不相同。

（2）辅助指标进一步规范了医院的经营效益，包括应收账款回收率、长期借款偿还率和资产保值增值率。

（3）修正指标包括市场占有率等指标。修正指标在基本指标和辅助指标的基础上，突出经营的关注点，对战略因素进行补充。

（4）否决指标包括安全等指标，对预算单位的预算目标实行一票否决制。

2. 分配过程

各项财务预算指标统一向各科室分解、下达；下达的财务预算指标由各科室负责落实，并向其所辖部门进行指标的再分解。

各科室要将财务预算作为控制日常经营活动和进行财务管理的依据，切实保证各项预算指标的实施，通过年终考核检查财务预算指标的完成情况。完成或超额完成年度财务预算指标的科室，总部根据有关规定对该科室及其负责人给予表彰和奖励。

3. 预算分类表

预算分类表可以明确预算指标，预算编制时通过引用预算方案中预算分类创建生成预算表。

预算分类表见表1-2。

表 1-2　预算分类表

项目	预算属性
关键指标预算	体现经营目标
资产负债预算	
利润及利润分配预算	
利润表按月分解	
现金流量预算	
对外筹资预算表	投资相关的预算
短期投资预算表	投资相关的预算
长期投资预算表	投资相关的预算
固定资产投资预算表	投资相关的预算
主要业务预算表	业务预算
成本费用预算表	业务预算
月度资金计划表	结算中心使用的预算

二、预算执行的程序

财务预算执行的程序通常包括预算目标的分解、预算任务的下达、预算执行的动员、预算方案的实施。

（一）预算目标的分解

年度预算经过审查和批准后，为了在实际的生产经营活动中执行得便捷、顺利，通常需要进行分解。预算目标的分解至少包括以下两个方面：

1. 时间的分解

医院需要把年度预算目标分解到更具体的时间段，比如分解为季度、月份等。有条件的医院可以分解到更细致的时间段。

2. 内容的分解

医院应将年度总预算按照所涉及内容的不同，分解到各个不同的责任中心和责任人员。

预算目标经过分解以后，医院才能在日常的经营中随时将实际执行情况与预算标准进行比较，分析差异，从而解决问题。

（二）预算任务的下达

医院年度预算编成，经审查、分解后，为让预算执行顺利，医院要针对不同的责任中心和部门传达各自需要的预算。通常关于医院整体完整的总预算仅限于发送给医院高级管理人员以及经高级管理人员授权的其他人员；分送给各部门主管及中层管理人员的预算则不需要是完整的，但要保证跟他们的权力和职责有关的总预算的部分和该部分的分解预算都能传达到位。分送政策应将医院年度计划与预算分成若干部分，分送给相关的各级管理人员，一般来说，医院应将各预算连续编号，并保留分送对象的编号记录。

（三）预算执行的动员

只有医院中的员工充分了解预算编制的依据、原理，明确自己在预算执行中的任务，才能够保证预算执行的成功。而预算在编制时虽然遵循全员参与的原则，但实际上主要的关键步骤都是由管理人员和主要医务人员完成的，医院中的一般员工对于预算的理解并不一定完全正确，甚至还可能出现抵触情绪。因此，对于预算的动员和讲解是非常重要的。预算下达到各个责任中心、职能部门之后，应该以各科室、小团队为单位，召开一连串的预算动员说明会，专门讲解医院总体预算，以及本科室、本团队的任务，使每个员工都明白自己的任务，知道自己在预算执行过程中应该怎样做。

（四）预算方案的实施

医院财务预算一经批复下达，各预算执行单位就必须认真地组织实施，将财务预算指标从横向和纵向落实到内部各部门、各单位、各环节和各岗位，形成全方位的财务预算执行责任体系。在医院的日常经营活动中，各个责任部门和责任团队都应当熟稔自己的预算目标，以保证医院预算工作能顺利进行。

第六节　医院预算的控制与分析

一、确定责任主体和内容

预算执行组织的构建过程实际上是明晰相应的权、责、利关系并使之对称的过程。预算执行组织，即预算控制责任中心的结构是与其组织结构相对应的，组织结构的类型决定了预算责任网络的布局。此外，在权、责对称关系的确立上，除了要遵循医院治理结构的基本特征外，应当强调目标与责任决定权力，而不是相反。责任主体在确定时应遵循以下原则：第一，权责相当。责任主体承担什么样的责任就应赋予什么样的权利，有责无权，责任无法落实，有权无责，又会滥用权利。第二，责任可控。责任主体只应对其可控责任负责，不可控责任不应纳入其考核范围。第三，运行高效。责任主体在分解时，必须考虑高效原则，只有高效率才能带来高效益。因此预算责任主体应目标一致、层次合理、协调合作。预算控制常见的主体有监事会、财务总监、财务部和内部审计部等。

二、预算控制的基础

信息反馈是预算控制职能得以实现的前提和基础，要想实现预算控制职能，就必须建立一个完善的信息反馈系统。预算信息反馈系统是指以预算责任主体作为对象，针对其经营活动和预算执行情况进行的日常记录和反映。通常，预算信息反馈系统有两种组建方式，即双向制和单向制。

双向制是预算信息反馈系统独立于财务会计信息的反馈系统，是指按照责任会计的要求，为满足医院内部预算管理的需要而就各责任主体的预算目标实现过程，如责任成本等进行核算，对各责任中心的责任内容分别设置账簿。双向制的优点在于易于理解、易于操作。实行双向制时，医院完全可以根据需要进行各责任主体的核算而不受会计制度的制约。但是，预算信息反馈系统与财务信息反馈系统这两个系统的同时存在，必然会导致大量的重复劳动，增加核算工作量，同时由于两套信息系统之间缺少了直接的联系，所以极有可能会导致两种核算之间出现信息冲突，不利于医院内部管理层对信息的理解和利用。

与之相比较，单向制将责任会计核算纳入了财务会计核算体系，在只设置一套账簿的前提下同时进行财务会计和责任会计的核算。单向制对财务人员的素质要求较高，其优点是免去了大量的重复工作，在医院中有较强的可行性，同时其加强了责任成本和产品成本之间的关系，所以更便于考核各预算责任主体的工作业绩。因此，单向制信息反馈系统的设立符合现代医院高效的运作特点。

三、纠正偏差

医院首先要分析偏差产生的主要原因，确定纠偏的对象，选择适当的纠偏措施，保持方案的双重优化，注意原有计划的影响，注意消除疑惑。

在实际操作中，为了便于预算执行结果的统计与考核，医院财务部门在进行正常的会计核算之外，还必须进行责任会计记录。各预算执行单位要定期报告财务预算执行情况，并随时向预算管理工作组以及预算管理委员会反映预算执行中发生的新问题，查找形成原因，提出改进措施和建议。

（一）建立责任会计体系

医院的各职能部门作为费用中心，医院在进行费用核算时，管理费用除按费用项目进行二级明细核算外，还必须按各职能部门进行明细核算，财务费用全部计入财务部门。

（二）建立预算报告体系

按照预算责任单位的不同，医院要分别设立费用中心预算反馈报告、投资中心预算反馈报告。医院财务部门每月向医院预算管理组织报送各职能部门的预算执行情况资料，医院预算工作组汇总上述资料和报表，编制医院预算执行情况报表，上报院长办公会。

预算反馈报告分为基本报告和特别报告。基本报告反映预算责任单位正常的经营状况，是定期编报的预算反馈报告，在基本报告中分别列示预算数、实际完成数及其差异，并按照重要性原则对差异额和差异率较大的项目进行重点分析及文字说明。特别报告是指对预算责任单位在预算执行过程中的非常事项进行非定期编报的反馈报告，以文字进行说明。

医院要定期召开预算工作组会议，讨论预算执行中发生的问题，查找问题形成的原因，提出改进的措施和建议。预算执行情况报表由医院预算工作组上报预算工作组会议。

（三）预算监控体系

预算信息反馈系统体现了分层反馈和监控的观念。医院预算工作组对医院及医院职能部门预算执行情况加以监控。同时，医院内部审计部门定期或不定期地对医院和各职能部门上报的预算执行报表的真实性和准确性进行审计，并就审计中发现的问题及处理意见，上报医院预算管理委员会。预算执行过程中的预算反馈报告能够反映预算执行情况。对于预算目标偏差超过阈值的项目，需要重点分析其产生的原因，并及时采取修正措施。预算反馈报告经本单位预算管理工作组审议通过，并经该预算单位第一负责人签字后，上报上一级预算管理单位，作为预算考核的基本依据。

四、实施控制

（一）审批控制

审批控制的过程包括以下几方面：

（1）针对选中的指标进行审批，填写审批意见。

（2）批复。既可以针对整表批复，也可以选择指标批复。批复方式包括：正式批复，表示医院正式同意各职能部门上报的预算数据；过程批复，表示医院对各职能部门上报的预算数据不同意，要下级修正后重新上报批复。

（二）事中控制

1. 手工控制

手工控制是指按照医院内部控制流程和相应的审批权限，对支出的单据进行手工流转并签字的过程。手工控制需要预算管理人员和预算责任单位建立相关的预算执行台账，预算审批时以台账作为审批的重要依据。采用手工控制方式时人工流转单据的效率比较低，同时还需要预算管理人员和预算责任单位定期核对台账，工作量很大。

2. 系统在线控制

系统在线控制是指依靠 ERP 系统或专门的预算控制系统实现对重点预算事项的事中、在线控制。系统在线控制的依据是年度预算。业务部门在申请费用报销、对外付款时，系统自动提供该预算项目的预算数、已发生的实际数和可用预算数等信息，供业务发起人、费用审批人作参考。

（三）事后控制

非现金支出的预算通常会采取事后控制，即以分析通报的方式进行控制。非现金支出预算是指该项预算不涉及具体的资金支付，但对于医院年度经营指标的完成影响显著的预算项目。如对收入的监控、回款进度的监控、成本的控制等。非现金支出的预算控制通常采取由预算责任人定期编制报表的方式进行监控（日报、周报、月报），又称事后控制，即通过定期跟踪、检查，对预算执行结果与预算的偏差进行分析，发现问题、找出原因、分清责任，及时提出相应的应对措施，加以改进和修正。

（四）预算控制方式的比较

预算控制方式的比较见表 1-3。

表 1-3 预算控制方式的比较

方式		特点	缺点
事中控制（流程控制）	手工控制	（1）较灵活，可以变通；（2）易于接受和实施	严格性相对不如系统在线控制方式；需人工判断是否超预算，准确性不如系统在线控制方式
	系统在线控制	（1）控制严格；（2）数据准确；（3）执行统计较为便利	控制最严格，但可能出现由于种种例外情况导致业务停滞的情况；系统信息流和实际单据流的核对导致额外工作量
事后控制	分析通报	（1）反映情况较综合、全面；（2）适合需长期考核的事项	控制严格程度不如前两种方式；监控的及时性方面不如前两种方式

五、预算差异分析

预算差异分析是指由预算控制部门对预算差异进行计算、分解、判断，并抽取有关责任部门进行解释以确定预算差异形成原因的过程。预算差异分析控制是预算控制流程的重要组成部分，它可以使医院管理者全面掌握预算执行情况，其重点是分析预算差异的形成原因并采取相应的措施。通过差异分析，复杂的差异成因会分解为若干具体问题，并抽取最适合的部门分别进行进一步的分析、解释，从而为实施预算控制提供依据。另外，预算差异分析还能够更准确地反映谁是导致差异的责任者，区分可控差异与不可控差异，并能够记录经营者为消除不利差异所做的努力，从而更真实地反映医院经营业绩，有利于对各责任中心的绩效考核。

（一）差异的起因

预算执行的过程中总会产生差异，没有差异的预算执行情况倒是值得怀疑和审视的。

（1）由于制定预算时信息的有限性，很可能产生一个与未来实际情况出入较大的预算，也有可能是预算制定者对未来趋势的预测不足，如材料价格、人力成本、市场竞争程度等，从而导致一个较差的预算。

（2）与预算制定和执行相关的计量和记录也会产生差异，如会计期间的选择，选择不同的会计估计和政策会人为地调整收入、成本和利润。

（3）一些随机因素的影响，如天气、突发自然灾害等不可控因素的影响。

（4）经营性因素的影响。它是指在经营过程中，由直接与经营要素相关的变化而造成的差异。如原材料价格、消耗量、劳动力成本、可变的管理费用、固定成本、销量售价等。

（二）差异分析方法

1. 消除计量和记录中的偏差

如前文所述，由于会计计量和记录的偏差会影响预算执行的结果，而这些偏差却与经营和预算执行完全无关，所以，医院在考核时必须通过对相关数据进行调整，使其与预算制定时的前提和假设一致。

2. 划分计划性差异和经营性差异

划分计划性差异和经营性差异用来取代传统的数量—单价的分析模式，使导致差异的不可预见的外部环境（计划性差异）从经营性差异中分离出来（经营性差异＝整体差异－计划性差异），而便于对差异进行科学的分析和评价。

3. 经营性差异的因素分析

因素分析法是指依据分析指标与其影响因素的关系，从数量上确定各因素对分析指标影响方向和影响程度的一种方法。因素分析法既可以全面地分析各因素对某一经济指标的影响，又可以单独分析某个因素对经济指标的影响。因素分析法中常用而有效的为连环替代法，是指将分析指标分解为各个可以计量的因素，并根据各个因素之间的依存关系，顺次用各因素的比较值（通常即实际值）替代基准值（通常为标准值或计划值），据以测定各因素对分析指标影响程度的方法。

第二章　大数据时代的医院预算管理

第一节　大数据的基本理论

一、大数据的概念

随着社会化网络的兴起及云计算、移动互联网和物联网等新一代信息技术的广泛应用，全球数据量呈现出前所未有的爆发增长态势。大数据带来的信息风暴正在逐渐改变我们的生活环境、工作习惯和思维方式。我们看到，在商业、经济、医药卫生及其他领域，决策正日益基于数据和分析而做出，而并非仅仅基于经验和直觉。大数据是近年来科学研究的核心所在，其已成为信息时代的标志，是大型信息系统和互联网的产物，是实现创新驱动发展战略的重要机遇。大数据的发展与应用，将对社会的组织结构、国家治理模式、企业的决策机构、商业的业务策略及个人的生活方式产生深刻的影响。美国政府将"大数据战略"提升为最高国家发展策略，将大数据定义为"新石油"，把对数据的占有与控制作为陆海空权之外的新国家核心能力。

对于"大数据"（big data），研究机构 Gartner 给出了这样的定义：大数据是指那些需要利用新处理方法才能体现出更强决策力、洞察力和流程优化能力的海量、高增长率和多样化的信息资产。

从认识论的角度来说，科学始于数据。人类历史上的大数据，源于科技领域，确切地说，是源于大科学研究。位于瑞士的欧洲核子研究中心拥有由全球逾8 000 位物理学家合作兴建的大型强子对撞机，刚试运行数据量即达 25PB/ 年，可以说他们率先创建了"大数据"的概念。旨在测定人类基因组 30 亿碱基遗传密码的基因组计划，进行个体基因组测定时，数据量即已高达 13PB/ 年。而此计划后，学界受其鼓舞开展了一系列遗传背景迥异、不同疾病群体及大量其他物种的基因组测序，数据量迅速逼近 ZB 级（PB 的百万倍），不约而同地创造了"大数据"概念。今天人们常用的互联网最初就是由这些领域的科学家为解决海量数据传输而发明的。

传统哲学认识论是以人为主体，而在大数据背景下的认识论主体发生了分化，即认识论主体的意向方和实施方分离，意向方仍然是人类，实施方则由人类变成了机器，意向方和实施方各自承担着自己的需求职责，认识的动机和目的发生了相应的变化，任何人只关注对自己有用的信息，而机器提供可视化分析，形成大数据认知外包的特性。

大数据通过海量数据来发现事物之间的相互关系，通过数据挖掘从海量数据中寻找蕴藏在其中的数据规律，并利用数据之间的相互关系来解释过去、预测未来，从而实现新的数据规律对传统因果规律的补充。大数据能预测未来，但作为认识论主体意向方的人类，只关注预测的结果，而忽视预测的解释，这就造成预测能力强、解释能力弱的局面。

大数据模型和统计建模有本质的区别。就科学研究中的地位来说，统计建模经常是经验研究和理论研究的配角、检验者；而在大数据的科学研究中，数据模型就是主角，模型承担了科学理论的角色。就数据类型来说，统计建模的数据通常是精心设计的实验数据，具有较高的质量；大数据中则是海量数据，往往类型繁多，质量参差不齐。就确立模型的过程来说，统计建模的模型是根据研究问题来确定的，目标变量预先已经确定好；大数据中的模型则是通过海量数据确定的，且部分情况下目标变量并不明确。就建模驱动不同来说，统计建模是验证驱动，强调的是先有设计再通过数据验证设计模型的合理性；而大数据模型是数据驱动，强调的是建模过程及模型的可更新性。

大数据思维是指一种意识，认为公开的数据一旦处理得当就能为千百万人急需解决的问题提供答案。

量化思维。大数据是直觉主义到量化思维的变革，在大数据量化思维中一切皆是可量化的，大数据技术通过智能终端、物联网、云计算等技术手段来"量化世界"，从而将自然、社会、人类的一切状态、行为都记录并存储下来，形成与物理足迹相对应的数据足迹。

全局思维。大数据关注全数据样本，大数据研究的对象是所有样本，而非抽样数据，关注样本中的主流，而非个别，这体现了大数据的全局和大局思维。开放共享、数据分享、信息公开在分享资源的同时，也在释放善意、取得互信，在数据交换的基础上产生合作，这将打破传统封闭与垄断，形成开放、共享、包容、合作思维。大数据不仅关注数据的因果关系，更关注其相关性，提高了数据采集频度，放宽了数据的精确度，提升了容错率，用概率看待问题，使人们的包容思维得到强化。

关联思维、轨迹思维。每一天，我们的身后都拖着一条由个人信息组成的长长的"尾巴"。我们点击网页、切换电视频道、驾车穿过自动收费站、用信用卡购物、使用手机等行为，这些过去完全被忽略的信息，都通过各种方式被数据化地记录下来，全程实时追踪数据轨迹，管理数据生命周期，保证可靠的数据源头、畅通的数据传递、精准的数据分析、友好可读的数据呈现。

预测思维。预测既是大数据的核心，也是大数据的目标。

从技术上理解，大数据是一次技术革新，对大数据的整合、存储、挖掘、检索、决策生成都是传统的数据处理技术无法顺利完成的，新技术的发展和成熟加速了大数据时代的来临，如果将数据比作肉体，那技术就是灵魂。大数据时代，数据、技术、思维三足鼎立。《大数据时代》的作者维克托认为，大数据使我们真正拥有了决定性的价值资源，它是新的黄金。这里值得注意的是，大数据的意义不在于掌握海量的数据，而是通过数据挖掘等手段对其进行专业的分析来实现数据的"增值"。

大数据可分为大数据技术、大数据工程、大数据科学和大数据应用等领域。目前，人们谈论最多的是大数据技术和大数据应用，大数据工程和大数据科学问题尚未被重视。大数据工程指大数据的规划建设、运营管理的系统工程；大数据科学关注大数据网络发展与运营过程中发现和验证大数据的规律，及其与自然、社会活动之间的关系。

物联网、云计算、移动互联网、车联网、智能手机、平板电脑、PC 及遍布地球各个角落的各种各样的传感器，无一不是数据来源或者承载的方式。

大数据的核心价值在于对海量数据进行存储和分析。相比现有的其他技术而言，大数据的"廉价、迅速、优化"这三方面的综合成本是最优的。大数据必将是一场新的技术信息革命，我们有理由相信，未来人类的生活、工作也将随大数据革命而产生革命性的变化。

二、大数据的产生背景

大数据似乎是在一夜之间悄然而至，并迅速走红。大数据在 2012 年进入主流大众的视野，人们把 2012 年称为"大数据的跨界年度"。经过各方面的分析，大数据之所以进入人们的视野，缘于三种趋势的合力。

第一，随着互联网的发展，许多高端消费公司为了提供更先进、更完美的服务，加大了对大数据的应用。

第二，人们在无形中纷纷为大数据投资。

第三，商业用户和其他以数据为核心的消费产品也开始期待以一种同样便捷的方式来获得大数据的使用体验。我们在网上看电影、买产品等已经成为现实。既然互联网零售商可以为用户推荐一些图书、电影和产品，为什么这些产品所在的企业却做不到呢？举个例子说，为什么房屋租赁公司不能明智地决定将哪一栋房屋提供给租房人呢？毕竟，该公司拥有客户的租房历史和现有可出租房屋库存记录。随着新技术的出现，公司不仅能够了解到特定市场的公开信息，还能了解到有关会议、重大事项及其他可能影响市场需求的信息。通过将内部供应链与外部市场数据相结合，公司可以更加精确地预测出可出租的房屋类型和可用时间。

类似地，通过将这些内部数据和外部数据相结合，零售商每天都可以利用这种混合式数据确定产品价格和摆放位置。通过考虑从产品供应到消费者的购物习惯这一系列事件的数据（包括哪种产品卖得比较好），零售商就可以提升消费者的平均购买量，从而获得更高的利润。所以，商业用户也成了推动大数据发展的动力之一。

总体来说，大数据的产生既是时代发展的结果，也是利益驱使的结果。当然，那些小公司的发展，乃至个人的服务需求也在为大数据的产生"添砖加瓦"，只是单个个体的效果不明显，但反映在整个大数据产业中依然是巨大的，其中的道理就不言而喻了。

三、大数据的特点

数据分析需要从纷繁复杂的数据中发现规律并提取新的知识，这是大数据价值挖掘的关键。经过计算和处理后的数据便成为数据分析的原始数据，根据所需数据的应用需求对数据进行进一步的处理和分析，最终找到数据内部隐藏的规律或者知识，从而体现数据的真正价值。大数据的分析技术必须紧密围绕大数据的特点开展，只有这样才能确保从海量、冗杂的数据中得到有价值的信息。

维克托·迈尔·舍恩伯格及青尼斯·库克耶编写的《大数据时代》中，大数据一般具有"4V"特点：volume（大量）、velocity（高速）、variety（多样）、value（价值）。具体来讲，大数据有如下特点。

（一）数据体量巨大

大数据通常指 10TB（1TB=1 024GB）规模以上的数据量，之所以产生如此巨大的数据量，一是由于各种仪器的使用，使用户能够感知到更多的事物，这样，这些事物的部分甚至全部数据就可以被存储下来；二是由于通信工具的使用，人们能够全时段地相互联系，机器—机器（M2M）方式的出现，使得交流的数据量成倍增长；三是由于集成电路价格降低，很多电子设备拥有了智能模块，这些智能模块在使用过程中依赖或产生大量的数据存储。

（二）流动速度快

数据流动速度一般是指数据的获取、存储及挖掘有效信息的速度。计算机的数据处理规模已从 TB 级上升到 PB 级，数据是快速动态变化的，形成流式数据是大数据的重要特征，数据流动的速度快到难以用传统的系统去处理。

（三）数据种类繁多

随着传感器种类的增多及智能设备、社交网络等的流行，数据类型也变得更加复杂，不仅包括传统的关系数据类型，也包括以网页、视频、音频、电子邮件、文档等形式存在的未加工的、半结构化的和非结构化的数据。

（四）价值密度低

数据量呈指数增长的同时，隐藏在海量数据中的有用信息却没有以相应比例增长，反而使获取有用信息的难度加大。以视频为例，在连续的监控过程中，可能有用的数据仅有一两秒。大数据"4V"特征表明其不仅仅是数据海量，对于大数据的分析将更加复杂、更追求速度、更注重实效。

四、大数据的价值

现在的社会是一个高速发展的社会，科技发达、信息流通，人们之间的交流越来越密切，生活也越来越方便，大数据就是这个高科技时代的产物。阿里巴巴创办人马云曾提到，未来的时代将不是 IT 时代，而是 DT 时代，DT 就是 data technology，即数据科技。

有人把数据比喻为蕴藏能量的煤矿。煤炭按照性质有焦煤、无烟煤、肥煤、贫煤等，而露天煤矿、深山煤矿的挖掘成本又不一样。与此类似，大数据并不在"大"，而在于"有用"。价值含量、挖掘成本比数量更为重要。对于很多行业而言，如何利用这些大规模数据是赢得竞争的关键。

大数据的价值体现在以下几个方面：第一，为大量消费者提供产品或服务的企业可以利用大数据进行精准营销；第二，做"小而美"模式的中小企业可以利用大数据做服务转型；第三，在互联网压力之下必须转型的传统企业需要与时俱进，充分利用大数据的价值。

不过，大数据在经济发展中的巨大意义并不代表其能取代一切对于社会问题的理性思考，科学发展的逻辑不能被湮没在海量数据中。著名经济学家路德维希·冯·米塞斯曾说："就今日言，有很多人忙碌于资料之无益累积，忽视对问题之说明与解决，丧失了其对特殊的经济意义的了解。"这确实是需要警惕的。

在这个快速发展的智能硬件时代，困扰应用开发者的一个重要问题就是如何在功率、覆盖范围、传输速率和成本之间找到那个微妙的平衡点。企业利用相关数据进行分析，可以降低成本、提高效率、开发新产品、做出更明智的业务决策等。

例如，通过结合大数据和高性能的分析，可能发生下列对企业有益的情况：及时解析故障、问题和缺陷的根源，每年可能为企业节省数十亿美元；为成千上万的快递车辆规划实时交通路线，躲避拥堵；分析所有库存，以利润最大化为目标来定价和清理库存；根据客户的购买习惯，为其推送他可能感兴趣的优惠信息；从大量客户中快速识别出金牌客户；使用点击流分析和数据挖掘来规避欺诈行为。

第二节　大数据时代的特色

各种经济时代的区别，不在于生产什么，而在于怎样生产，用什么劳动资料生产。劳动资料不仅是人类劳动力发展的测量器，还是劳动借以进行的社会关系的指示器。马克思按照劳动资料或劳动工具的标准，把人类社会发展分别称为石器时代、青铜时代、铁器时代、大机器时代。虽然马克思没有看到大数据时代的到来，但大数据作为一种新的劳动资料，对生产力的发展有直接的推动作用，这也是为什么如今会被称为大数据时代的原因。大数据时代有着一些小数据时代所没有的基本特征，包括以下三个方面。

一、数据化：一切皆可"量化"

早在数千年前，人们就已经认识到了记录信息的重要性，于是发挥聪明才智发明了各种办法来记录信息。比如，结绳记事，据说波斯王大流士给他的指挥官们一根打了 60 个结的绳子，并对他们说："爱奥尼亚的男子汉们，从你们看见我出征塞西亚人那天起，每天解开绳子上的一个结，到解完最后一个结那天，要是我不回来，就收拾你们的东西，自己开船回去。"

尼罗河畔的古埃及人开始使用十进制的计数法。在贸易发达的两河流域，苏美尔人开始使用账单、收据、票据等物，可谓是现代会计学的鼻祖。印度人发明了阿拉伯数字，并且创立了"0"的概念。后来阿拉伯人把古希腊的数学融进自己的数学，又把这一简便易写的十进制位值记数法传遍欧洲，逐渐演变成今天的阿拉伯数字。

进入 20 世纪，由于计算机技术的发展与进步，数字化的信息储存方式应运而生。数字化指的是把模拟数据转换成用 0 和 1 表示的二进制码，这样计算机就可以处理这些数据了。1995 年，美国麻省理工学院媒体实验室的尼古拉斯·尼葛洛庞帝（Nicholas Negroponte）发表了他的标志性著作《数字化生存》，主题就是"从原子到比特"，深刻阐释了信息技术、互联网对时代和人们生活的影响和价值。

记录方式的不断革新、信息技术的不断发展都为数据化奠定了良好的基础。过去不可计量、存储、分析和共享的很多东西都被数据化了。拥有大量的数据和更多不那么精确的数据为我们理解世界打开了一扇新的大门。

日本先进工业技术研究所的教授越水重臣做了关于人的坐姿的研究，通过在汽车座椅下部安装总共 360 个压力传感器以测量人对椅子施加压力的方式，将人坐着时的身形、姿势和重量分布量化、数据化，产生独属于每个乘坐者的精确数据资料。这个系统能根据人体对座位的压力差异识别乘坐者的身份，准确率高达98%。这项技术可以作为汽车防盗系统安装在汽车上，有了这个系统之后，汽车就能识别出驾驶者是不是车主。这个系统不但可以发现车辆被盗，而且可以通过收集到的数据识别出盗贼的身份。通过这些数据，人们还可以利用事故发生之前的姿势变化情况，分析出坐姿和行驶安全之间的关系，在司机疲劳驾驶的时候发出警示或者自动刹车。把一个人的坐姿转化成数据，看似不可能，但这些数据孕育出了前景光明的产业。

通过光学字符识别软件，文字可以被数据化；通过 GPS，方向和位置可以被数据化；通过社交网站，人际交往可以被数据化……当整个世界都被数据化后，我们对世界的认知也在发生变化。数据就是资源，数据就是财富的理念迅速深入人心。一切事物背后都隐藏着未被发掘的数据。数据的真实价值就像漂浮在海洋中的冰山，第一眼只能看到冰山一角，绝大部分则隐藏在表面之下。如果你没有大数据的理念，很可能与很多有价值的数据失之交臂。判断数据的价值，需要考虑到未来它可能被使用的各种方式，而非仅仅考虑其目前的用途。只有挖掘数据的潜在价值，才能在大数据时代立于不败之地。

二、数据可以预测未来

大数据的核心是预测,通常被视为人工智能的一部分,它是把数学算法运用到海量的数据中来预测事情发生的可能性。比如,半个小时后出发到中关村,请根据当时的路况规划线路。这个问题估计会难倒所有导航软件,难点在于谁也不知道半个小时后中关村大街堵不堵,该不该绕道,但大数据可以。

百度推出大数据预测开放平台,主要是针对有需求的企业提供平台化的预测服务。比如,某个旅游城市的酒店希望预测未来一个月的入住量,以便提前规划房间定价、营销策略和人员分工等工作。酒店只要从其 CRM 系统中导出过去两年每天的入住量数据,将其上传到百度大数据预测开放平台,并填写行业、地域、关键词信息,提交预测任务,百度大数据预测开放平台就会自动挖掘与酒店入住量相关的因素,如该酒店的百度搜索指数、微博热度、舆情、酒店附近人流量等指标,并结合入住量数据的季节性、周末效应、假日因素、中长期变化趋势,建立大数据预测模型,来准确预测该酒店未来一个月的入住量,从而酒店相关的部门可以对未来一定时间内的客流量做出相对准确的预估,并以此来合理安排相应的资源分配。

这些预测系统之所以能够成功,关键在于它们是建立在海量数据基础之上的。当今社会,随着智能移动设备的不断普及,新的网络基础设施特别是 5G 网络被引入,大量移动互联应用开始出现和发展,使得数以亿计的用户每时每刻都在产生数据。比如,使用微博、微信等社交软件,你每天的行为、爱好、交友圈子就被记录下来;登录购物网站购买商品,你的消费习惯,甚至财富能力都被记录下来。当人们的活动、决定、社会关系等都能够被数据记录,再融合物理和虚拟空间数据,个体、城市及社会活动信息就都能够全方位得到呈现了。

三、数据之间具有相关性

在小数据时代,先大胆地假设原因,再小心地求证,无疑是人们追寻真理的常用方法。这种由"果"寻"因"的思维方式曾经让人们不断发现和验证一些客观规律的存在,正因如此,才有了今天的科技发达,但是仍有其局限性。一方面,从结果出发去找原因,往往是先提出假设,然而一旦假设出现错误,那么之后所做的大量的求证工作将没有任何意义；另一方面，对于提出的假设，人们也常常选择一些表面上就已经存在或者可以看得出规律的因素，然后去验证，这样就会漏掉许多表面上看似无关，实则有着深层次关联的、复杂的、让人难以发现的规律。

在大数据时代，我们要更加关注数据之间的相关关系，而不是因果关系。相关关系的核心是量化两个数据值之间的数理关系。相关关系强是指当一个数据值增加时，另一个数据值很有可能也会随之增加。相反，相关关系弱就意味着当一个数据值增加时，另一个数据值几乎不会发生变化。这种新的思维方式有助于我们发现以前看似无关的事件也可能存在一定联系，而这种联系也许蕴含着新的机遇。

例如，中英人寿保险有限公司（Aviva）是一家大型保险公司，它通过德勤咨询公司开发出一种预测模型，通过分析人们经常浏览的网站、经常收看的节目、收入估算等从任何网络上收集的反映生活方式的数据，用来找出更有可能患高血压、糖尿病和抑郁症的人。也许，下次你选择登录极限运动网站或坐到电视机前收看悬疑惊悚剧之前得三思而后行了，因为很有可能你会因为这个生活习惯支付更多的保险费用。

又如，世界上最大的零售商沃尔玛曾经对历史交易记录这个庞大的数据库进行了观察。这个数据库记录的不仅包括每个顾客的购物清单和消费额，还包括购物篮中的物品、具体购买时间，甚至购买当日的天气情况。沃尔玛注意到，每当在季节性飓风来临之前，不仅手电筒销售量增加了，而且蛋挞（美式含糖早餐零食）的销量也增加了。因此，当季节性风暴来临时，沃尔玛会把库存的蛋挞放在靠近飓风用品的位置，以方便顾客，从而增加销量。

从上述例子可以看出，运用相关关系分析得出的结果都是准确有效的，我们不必再去推导因果关系，发掘其内在原因，就可以将结果拿来直接运用，从而提升工作效率。

第三节 大数据时代预算管理与传统预算管理的联系与区别

一、传统预算管理

传统全面预算管理自 20 世纪 20 年代在美国杜邦公司、通用汽车公司等产生之后，作为一种标准作业程序一直沿用至今，并对现代工商企业的成熟与发展起到了重大的推动作用。而随着经济全球化的推进和行业竞争的加剧，企业组织的核心正由财务控制逐步转为战略管理，这种基于授权和问责的适应性组织相应需要一种全新的管理程序，如果仍然依赖僵化的传统预算程序及相关的命令控制型文化，显然会束缚企业自身的发展，甚至成为管理的障碍。

1998 年 1 月，"国际高级制造业协会"专门成立了一个研究论坛——"超越预算圆桌会议"（beyond budgeting round table，BBRT）。BBRT 视预算为阻碍公司有效运作的主要祸根，并提出一套"超越预算"模式的原则和方法，构造新的组织管理控制系统。为什么传统预算管理招致如此严厉的批评呢？关键在于企业的环境发生了巨大变化，而现今大多数公司所采用的预算方法与早期没有什么重大的区别。在早期，公司经营的环境与现在人们熟知的环境大相径庭，那时市场处于供方占主导地位，不需要聆听顾客的选择，典型就是亨利·福特的名言："只要是黑色，他们就能得到想要的任何颜色。"另外，在局部地区几乎没有业务活动，财务环境相对稳定，因此不存在全球化问题。商业运作中的主线是控制，企业组织高级管理层制订计划，员工则被告知严格遵循常规、重复的步骤执行控制报告中描述的与那些仔细编制的计划之间的差异，它们将需求链的信息反馈给企业组织的高层，从而需要制订新的规则来处理这些缺陷。而今天，我们的经营环境发生了巨大的变化，全球化意味着在所有行业范围的激烈竞争，顾客的选择不再受到限制，他们可以自由获得信息，至少我们可以说当前的经营环境不够稳定，变化速度过快，人们也尝试从控制的时代发展到授权的时代。在这种环境下，预算通常刚刚制定出来就已经显得过时了。

越来越多关于传统预算的批评不断出现，通用前总裁杰克·韦尔奇对预算深恶痛绝，他说："预算是美国公司的祸根，它根本不应该存在。"大名鼎鼎的财务专家麦克·詹森也曾谈到，以传统预算为基础进行评价并实施奖惩，实际上是"付钱让员工说谎"。这些实践界和理论界的顶尖人物的批评说明，预算在新的经济环境中确实已呈现出一定程度的不适应，这些不适应表现在以下几个方面。

（一）战略的体现力度欠佳

预算是战略与执行的桥梁，预算要体现战略、支持战略。传统预算在体现战略方面有三个问题。第一，预算柔性欠佳。在多变环境下，"规划型"战略需要向明茨伯格提倡的"适应型"战略转变，战略管理的重心已经不在于长远的规划和安排，而是要保证多变环境中的柔性和尽可能消除发展过程中的不确定性。战略模式的转变呼唤预算模式的创新。而传统预算模式的一般情况是在年度的10月份或者更早的时间里就开始制定下一年度的预算，年度预算是年度经营的"总纲"，也是年底对经营者实施考核的主要标准。传统模式强调预算的"刚性"，尽管也有"预算调整"这种使预算具备柔性的手段，但除非是预算所依赖外部环境的巨大变化，"预算调整"不会轻易使用，而即便进行调整，繁琐的"申报→研讨→批准"流程也往往使战机丧失。第二，预算目标往往是"内向型"的，缺乏对竞争对手的关注，不利于竞争战略的贯彻落实。传统预算目标的制定，往往倾向于"看后、看自己"，而不是"看前、看对手"。预算年度目标往往是以上一年度完成数为基础向上浮动若干，对未来市场和竞争对手的关注过少。一个企业的市场地位决定于其对竞争对手的相对优势，纵向的历史对比有时可能是没有意义的。第三，过度侧重于"财务数字"的预算，而忽略"非财务数字"的预算。预算是计划的数字化形式，但多年来实务界一直有把预算等同于财务预算的倾向，原因就在于非财务指标很难与财务指标建立数量联系，而且非财务指标内部之间也缺乏这种联系。这种数量关系的缺乏使得有着"提起来是一串儿，连起来是一片儿"要求的传统预算将非财务指标排除在主流之外。战略需要体现在企业多个层面，如人力资源、内部流程、客户服务等，也正因为如此，传统预算在体现战略方面并不十分得心应手。

（二）预算功能之间的矛盾

传统的预算管理被用来同时满足两方面的需求，一是通过计划与预测，在组织内部合理分配资源（主要是资金资源），实现物流、资金流在组织各个环节之间的平衡，从而有效降低资源使用成本；二是根据组织战略，制定相应的预算目标体系，并通过对预算目标完成情况的评价激励，保证目标的实现。然而，包括齐莫尔曼在内的学者们的研究和一些企业的实践表明，预算的上述两种职能会相互抵消。第一，用来进行资源配置的预算首先要求的是准确性，应当是现实的、最有可能实现的预算，这样才能避免资源配置的失误和浪费，这种职能下的预算注重的是"客观实际"，但业绩目标应该是"紧的但又可通过努力实现的（tight but achievable）"，如果预算要承担考核评价的职能，预算的侧重点就应该是"主观要求客观实际"。第二，当预算用于资源配置时，预算必须随着环境的变化而不断调整，资源规划预算特别强调"柔性"，但考核目标一旦确定，就必须保证严肃性，除非内外部环境发生重大变化，否则目标一般不会更改，因此，根据预算来进行考核时，就必须有一定的"刚性"要求。在产品经济时期，厂商的支配力强、消费者的选择余地小，企业的内外部环境相对稳定，预算的资源配置功能与考核评价功能的矛盾并不突出，预算在两个方面都能起到很好的作用。在早期的杜邦公司和通用汽车公司，预算体系的两大作用均合二为一，且起到了较好的作用。但是，随着技术进步和市场竞争的日益激烈，消费者的主导地位开始显现，原本稳定、可预测的经营环境变得不确定了，企业经营的不稳定性明显增强，现代企业要在不断变化的环境中有效地发挥作用，就需要灵活和柔性，要具有对意外的变化不断反应及适时根据可预期变化迅速调整的能力，这种背景下，预算如果同时用于资源规划和考核评价，不协调就会变得非常明显。

（三）预算余宽

当以预算作为业绩评价标准时，通过"董事会提战略要求→经理人申报预算→董事会批复"的基本程序，经过"由下到上"再"由上到下"的几经反复的预算制订过程，董事会和经理人会"博弈"出一个预算目标，这一预算目标就被当作考核的基准。如果说股东的期望目标带有一些主观色彩的话，经理人在预算目标的博弈中更多的是考虑其实现的可行性。经理人的行为预期可以概括为在尽可能多地占有各种资源的条件下，完成其预期尽可能低的目标。"宽打窄用"是经理人预算行为的最好体现，这就是所谓的"预算余宽"。"预算余宽"不但存在于股东与经理人的博弈之中，也存在于任何上下管理层级之间。确定预算目标事实上是一个讨价还价的过程，是涉及各方面权利和利益调整的政治过程。韦尔奇之所以讨厌预算，也是因为"你永远只能得到员工最低水平的贡献，因为每个人都在讨价还价，争取制订最低指标"。"预算余宽"不仅使预算功能大打折扣，也破坏了组织内部的诚信文化。

（四）耗时、耗力

全面预算是一项系统工程，涉及业务、资金、人力资源等方方面面，这一特征决定了预算工作的复杂性。根据 Hacket Group 的调查，年度预算占用管理者全年时间的 20%，每亿美元销售收入需要 25 000 个预算工作日（人员数乘以工作时间）的支持。ERP 等管理信息系统虽然使预算技术层面的工作量大大减少，但在预算目标确定过程中，上下级之间的博弈、沟通过程仍旧既伤神又费时。

二、大数据和预算管理的关系

（一）大数据为企业提供了更多的信息和资源

运用大数据，将全面提升企业全面预算管理体系，从根本上改变企业获取信息的方式、分析信息的手段、传递信息的途径及处理信息的方法。大数据并没有改变全面预算的流程，但促使其基础数据及数据来源发生了根本性的变化，将使全面预算的编制更加多元化。而大数据时代的全面预算管理，能够利用互联网对企业的大数据进行存储、抽取、分析等一系列流程操作，也能利用云会计服务平台，比对同行业的数据信息，形成企业的行业数据、历史执行、对标数据等重要数据的基础。

（二）大数据能够保障全面预算的管理和实施

首先，大数据能提高企业预算编制水平，在大数据云会计服务端，能将企业的所有经营数据、财务数据进行整合和处理，并分析出更加合理的、切合实际的预算计划。同时，企业在编制全面预算时利用大数据云系统，也能提升其效率，充分发挥系统作用。其次，大数据能优化企业全面预算的流程，实现相互结合的作用，建立起企业的宏观系统规划，加强有效的控制，完善统一的云数据处理中心。最后，大数据与全面预算也能相互促进，大数据促进企业建立起全面预算的数据中心，而企业也能推动大数据云会计的进一步发展和应用。

另外，全面预算也能帮助大数据更有效地运作，为其提供更多的数据来源，两者是相辅相成、相互结合、相互实现的关系。

三、大数据时代传统预算到现代全面预算的改革

在市场经济的推动下，大数据时代即将到来，各行各业的数据资源呈现逐年上升的发展趋势，数据越来越复杂，规模也在不断扩大，如何从海量的数据资源中挖掘出有效的数据信息已成为企业战略决策的重要因素。企业在管理数据信息时，不能局限于数据的整理和收集，还需要加大数据信息挖掘，将精确的数据信息融入预算管理，降低数据信息的低频性和滞后性，确保企业各项经营活动的顺利开展及有效组织，以实现企业战略目标。因此，在大数据时代，企业加强全面预算管理改革非常有必要。

（一）大数据时代财务数据的特点

1.财务数据定义困难

在大数据时代，财务数据拥有海量的数据信息，数据集群和规模逐渐向高速方向扩张。现阶段，传统的财务数据定义已经不能直观地展现财务数据的特点，但是财务数据又处于不断的变化之中，导致在给财务数据下定义时存在困难。

2.财务数据整合难度大

大数据时代，企业产生的数据多且速度快，数据的整理、搜集及处理仍然存在很多问题。随着企业的快速发展，预算管理数据的涉及面越来越广，在同一时间内，财务数据的生成量较大，有效数据和无效数据杂糅在一起，增加了人们辨别及整合数据信息的难度，降低了数据信息的使用价值。

3.财务数据信息处理要求高

大数据时代，企业的财务数据信息表现出类型多、体积大、价值密度低等特点，增加了财务数据信息的处理难度，对财务信息处理的精确性和及时性提出了更高的要求。现阶段，面对财务数据的瞬息万变，企业要想做好财务信息预算管

理工作，就必须对财务数据信息处理提出更高的要求。

（二）大数据时代运用传统预算管理存在的问题

1. 忽视战略整体目标

传统的预算管理重视财务目标，预算管理体系中的执行、编制及控制都以财务结果目标预算为导向，不重视现金流指标、成本指标、利润指标等战略整体目标。这些指标自身具有一定的战略性，企业将实现目标价值最大化作为核心发展目标，但传统预算管理目标未体现出企业的整体战略思想，在预算目标上难以展现以顾客为导向的战略思想。

2. 预算编制方法不合理

传统预算编制方法是在历史数据的基础上对数据进行增量、减量，但对如何正确增量和减量没有科学合理的方法，思维及逻辑也不清晰。同时，企业因受市场变化的影响，致使各项管理活动也随之受到较大影响，导致企业的预算编制方法与实际经营情况相脱节，预算执行效果不好，难以提升企业预算管理的效果，不利于企业实现预算管理目标。

3. 预算执行难以全面落实到位

预算编制时间跨度长、涉及面广，通常以年为单位，受市场经济影响较大，难以准确预测下一年度的所有问题。同时，预算编制还受企业预算管理水平影响，以月为单位的财务预算频率存在信息反馈滞后、预算执行措施调整不及时等问题。由于企业的各项预算执行工作全部建立在制度管理的基础上，而制度执行建立在监督体系、组织架构及考核机制的基础上，且由于预算执行没有建立细化的考核指标体系及有效的监督体系，没有对预算执行过程进行及时纠正和指导，给预算执行力的有效落实带来较大影响。

4. 缺乏整体规划

传统的预算管理在对企业各项经营管理工作进行整体规划时，没有以战略为起点，没有建立在微观市场经济及宏观市场经济环境下，缺乏对企业经济活动的整体规划，导致企业预算管理出现本末倒置的现象，无法确保企业长期战略目标顺利实现。

（三）大数据时代传统预算管理的改革

本书不能因为上述的批评而废弃预算，这种批评是有益的，它为传统预算管理的新生指明了方向。本书改革的思路是吸收新的管理思想，融合其他关注组织非财务资源并有助于提升内部管理价值的管理工具，建立以价值创造为目标导向、以平衡计分卡四维度为平台、以作业管理为基础的全面预算管理。

1. 目标导向的转变

传统的全面预算管理以财务预算控制为核心，以"命令—控制"为导向。在这种导向下，按以职能划分的责任中心（部门）编制资源计划，在预算执行中，更侧重于是否突破费用预算。由于其与业绩考核相结合，一方面造成预算编制过程中漫长的讨价还价、预算游戏；另一方面，造成基层执行者不能发挥管理主动性和创造性，不利于人本管理。同时，这种导向的预算管理由于侧重于对财务指标的控制，难以把握预算的使用与公司战略和计划的相关性，不能充分诠释战略意图，也难以真正准确地衡量具体的业绩，显然不利于企业价值的提高。

以价值创造为导向的预算管理模式，其核心是突破单纯的财务指标控制，为实现价值增值的行动方案分配资源，其相应的考核不是以超支与否作为评判业绩的标准，而是以是否有效创造价值为依据。所谓创造价值，就是有效地实现战略意图。这种模式下，我们应将战略目标指标化，进而形成各指标的目标（当然这些指标不是单一的财务指标，而是包含大量的非财务指标），并为这些指标的实现确定行动方案、分配资源。行动方案及其所分配的资源用以协助战略目标的实现，其本身并非目的。各行动单元必须为行动说明理由，是否有利于价值增值、有利于战略目标的实现，进而决定行动的取舍。这既调动了各方面的积极性、创造性，也有效地把预算与长期战略联系起来。

2. 以平衡计分卡四维度为平台

预算作为一项行动指南、资源优化工具，需要一个框架体系。在价值增值这个目标导向下，预算指标体系的设计必须体现战略目标，而平衡计分卡为其提供了这样一个平台。平衡计分卡是 20 世纪 90 年代初期由 Robert Kaplan 与其合作伙伴 David Norton 创建的一套旨在扩展管理者关注点的管理会计方法，发展至今，它已成为战略管理的有效工具，一种整合短期行为与长期战略的重要工具。平衡计分卡所设计的指标体系可以向外部利益相关者传递各种结果，有助于企业组织实现其使命和战略目标的绩效动因。作为一种战略管理评价、沟通的工具，其不但要考虑财务指标，还要考虑顾客、内部业务流程、学习与成长三个维度。尽管平衡计分卡最初是作为评价系统而设计的，但这是在平衡计分卡已经演化为企业组织充分利用其潜能的一种战略管理系统和有力沟通工具。将平衡计分卡与预算、报酬等重要的管理过程相结合，有助于克服战略实施过程中的种种障碍。

平衡计分卡与预算程序的联系，见图 2-1。

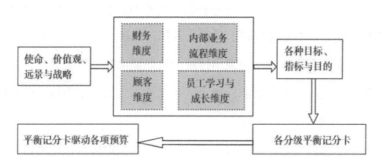

图 2-1　平衡计分卡与预算程序的联系

第一，企业组织基于其使命、价值观、远景与战略建立高层次企业平衡计分卡。该计分卡包括了一系列相关的目标，运用因果关系说明企业组织的战略。第二，围绕着高层次的平衡计分卡，业务部门、共享服务单位甚至员工个人建立自己的平衡计分卡，说明他们是如何影响企业目标的实现。每一个分级平衡计分卡包括了四个维度的目标、指标和目的，还包括每个团队为了实现目标而实施的各项行动。通过对目标、行动的时间、组织分解所建立的一套平衡计分卡，为资源的有效分配提供了舞台。

3. 以作业管理为基础

良好的战略目标及当期目标最终都要落至具体的行动及行动团队上。传统预算是每个职能部门或支出类别的成本预算，其重点在于成本的构成要素，如材料、人工、制造费用等，业绩目标仅仅传递到资源层次，关注所投入的资源；强调各部门相对独立的权责利，每个部门的个体都只关注部门利益的最大化。另外，传统预算以成本习性为基础，强调变动成本和固定成本的划分，并重视对变动成本的控制。很显然，传统预算将导致上年的无效率依然保持、忽视部门之间的合作，无法说明目标如何实现、资源分配的模糊性，使预算无法指出可以消除的成本和浪费的作业及业务，也无法说明多余的工作的负担所在，也就无法减少其消耗。这样，预算作为行动指南，不能把人们的行动指引至价值的创造和战略目标的实现。

另外，近年来，作业成本计算法作为一种将间接成本和辅助资源更准确地分配到作业、生产过程、产品、服务及顾客中的成本计算方法，已被会计界普遍认同，并进一步升华为以价值链分析为基础、服务于企业战略需要和增值目标的作业基础管理。由于其在企业管理上的重大开拓性而被企业界广泛接受。

但是，企业在预算管理中仍采用传统的按职能编制预算的方法，这必然导致对按作业报告的实际成本与按职能确定的预算成本之间的不协调，也不利于预算的控制和价值的创造。

作业基础预算是确定企业在每个部门作业所发生的成本，明确作业之间的关系，并运用该信息在预算中规定每一次作业所允许的资源耗费量。战略目标和职责的落实是依靠每个分级体系的作业或流程，而不是依靠组织机构。以平衡计分卡四维度为平台的价值增值目标，经过高层管理者到基层作业中心之间充分的沟通、分解，最终落实到各个作业中心。把预算落实到作业基层，可以帮助每个作业成员更好地理解其所从事的作业和业务流程。以预算形式表现的价值驱动计划提供了实现价值创造的特定技术，同时大大提高了预算的准确性及预算执行、控制的可操作性。

另外，以作业为基础的预算可以促进作业管理的有效进行。作业管理就是利用作业信息进行战略性和经营性决策，对增值作业进行评价，其基础是价值链分析。价值链分析是通过分析作业链上的作业对最终产品价值的形成是否有必要，以消除不必要的非增值作业。通过对作业预算执行情况的预算控制可以有效地促进作业管理。预算控制可分为两种形式，一种是前摄性控制，另一种是反馈式检验。前摄性控制是面向未来的控制，包括在作业预算的编制过程中设定经营目标、业绩计量标准及业绩评价与考核标准，它是建立在流程优化和作业分析基础之上的，其实质是通过作业链的分析确定本期最优的作业组合，是对作业管理的理想预期。反馈式检验是对预算的实际执行情况进行计量，并将计量结果与责任预算标准进行对比，对出现的偏差及时反馈。通过反馈式控制检查作业管理的成效，并为作业管理提供信息依据。

第四节　大数据时代给预算管理带来的挑战与机遇

一、大数据对预算管理系统的影响

（一）推动企业建立数据管理中心

传统的预算编制往往根据企业自身的数据及上级管理部门今年的业绩要求编制，根据预算执行情况反馈，有时到了年末还会被年度预算的要求束缚。比如，预算执行部门只是争取达标一点点，而不是达标很多，因为这样做可以避免下一年度预算考评的压力，部门的主观能动性大大降低。另外，预算编制活动往往由财务部门单独完成，根据自身的财务数据加上一点经验判断做出预算的方案，显得过于局限和片面，并且缺乏企业整体的参与，容易使预算管理工作"闭门造车"、脱离实务，导致精确度下降等问题。因此，身处于大数据环境下的企业全面预算，面对海量的数据、快速的数据更新及数据的多样性，仅凭借财务部门自身的能力和现有的技术恐怕很难编制出适合企业发展战略的全面预算，很难胜任新时代的全面预算管理工作，因此企业全面预算管理工作急需"帮手"。

企业可以设立大数据管理中心，全权负责数据的收集、分析和处理，形成企业自身拥有的数据资产，为战略目标的制定提供宝贵信息，为预算编制、预算执行、预算评价及预算调整的全面预算管理系统提供全面而高效的数据支持。由于数据更新的时效性，大数据管理中心使得预算活动的控制不再仅仅依靠事后评价，还可以进行事前、事中和事后全过程的参与、监督和调整。

大数据的信息挖掘技术不仅可以在提升预算管理水平的同时降低预算编制成本，还可以将企业大量的信息资源转化为可以利用的信息资产。此外，大数据管理中心的共享职能使预算管理活动不仅仅是财务部门的事情，企业各部门都能够参与配合，达到能力累积的"1+1 > 2"的效果，提高企业的核心竞争力。全面预算管理系统因数据管理中心的支持而延伸至战略领域，通过与各部门的协同，共同对企业的经营决策起到支持作用。

（二）对全面预算管理编制系统的影响

在现在备受推崇的基于平衡计分卡的全面预算管理系统下，虽然对于预算编制的范围拓展到了非财务维度的考察，避免了单纯财务维度考察的弊端，但是在实际工作中，由于非数据获取受限和所获取数据类型大多是单一的结构化数据，使得预算的基数不够全面，对于预算指标的设计也容易出现各种财务指标的简单堆砌和一般的定量分析，对非财务指标也只限于日常观察的所见所闻而制定。即使有的企业是以发放调查问卷的形式分析客户和员工满意度，但问卷题目的设置难免掺杂着设计者的主观看法，甚至不排除人为蓄意操作的可能，降低了预算编制的可靠性，致使结论过于单薄等，给全面预算管理指标的编制带来消极影响。

大数据环境下，特别是云会计概念的推广，实时、动态和个性化服务是传统预算管理无法比拟的优势。大数据管理中心平台，拓宽了预算编制数据获得的途径，扩充了数据类型，提升了基于数据说话的客观性。比如，通过市场供应商谈判议价能力可以为采购预算编制提供参考，通过社交媒体上的消费者评论、习惯为客户层面的预算管理提供帮助。这样的预算编制活动才有可能从企业实际情况出发，量身定做符合企业自身发展战略的预算管理方案，实现企业的"个性化"服务，进而保证预算工作的科学性和精确性。

（三）对全面预算管理控制系统的影响

通常情况下，预算编制工作完成后，预算指标就会下达给各预算执行部门，预算控制工作就开始了。在传统的预算控制模式下，预算管理的各个环节更多地依靠手工建立和人工信息传递，强调预算作为绩效考核的依据，除特殊原因外，后续一般不做预算调整。但是，没有高效的数据平台来促进数据的交换和共享，信息传递就不可避免地存在滞后性，预算执行情况和实际情况如果有严重偏差，预算控制不能及时到位，将影响预算执行的效果。

在大数据环境下，预算数据更新的时效性大大提升，应用大数据相关技术可以对企业的每项生产经营活动进行监控，相关数据可以及时被记录和保存下来。在预算控制环节中，每项业务一旦开始，相关的数据就会产生，在活动实际情况与预算目标预估存在偏离的情况下，控制工作就应该展开，及时调整某项业务进展，避免严重偏离预算目标。这是对预算执行过程的实时控制，强调预算作为企业内部的沟通载体，强调部门之间的协作。

（四）对全面预算管理评价系统的影响

传统的全面预算评价工作就是期末预算期结束后，对本年的经营成果与预算目标进行对比、评价，考核预算完成的情况，作为绩效考核的工具，得出经验教训，从而为下一年度的预算工作做铺垫。这样的预算评价机制最大的问题在于，预算评价局限于对期末经营成果的定量评价，但是对于无法用财务数据衡量的成果的预算评价，即预算执行过程中对各部门的执行情况、企业预算管理的效率、危机处理机制的反应能力的定性评价是残缺的。由于大数据可以实时记录企业在预算执行过程中的数据信息，并将预算编制系统拓展到了非财务维度，因此大数据对于预算评级系统的影响在于除了可以定量的评价财务成果外，还可以根据预算中的实时数据对非财务成果进行定性评价。

二、大数据时代给预算管理带来的机遇

（一）财务预算决策科学化

在大数据时代，财务预算负责进行数据收集和分析，而不是依赖人的经验和直觉，通过对数据的分析来获取决策依据，为决策方向转变提供科学和准确的信息，财务决策能够更加精确、精准、科学。财务管理也是建立在数据支持的基础上的，尤其是财务规章制度通过大数据的处理和分析，对数据的关联性进行分析，寻找规律，让数据处理结果转变成决策意见，让高层管理者能够进行决策。

（二）挖掘财务价值信息

目前是大数据时代，财务人员需要使用大数据理念来进行更广和更深的社会大数据收集，整合社会零散的数据，将无序的数据转变成有价值的信息，对财务

价值信息进行深挖。

（三）提高财务管理效率

大数据环境下，企业预算管理的信息量越来越多，所以，财务人员能够对收入和支出进行全面的管控。财务人员过去的报销、核算、资金操作都比较繁杂，而现在就能够跳脱出来，将精力投入到预算管理中，根据企业的需求和发展方向来制订更加科学的计划，让财务预算提升，预算管理和审计工作也更加精确、细致，进而使企业预算管理工作效率得到极大的提升。

三、大数据时代预算管理面临的挑战

大数据是一把"双刃剑"，能够给企业提供机遇，也给企业带来了挑战，主要有以下体现。

（一）增加管理压力

大数据时代，企业财务管理的信息量比较大，对其进行分析，能够挖掘出更加有价值的信息，可是，财务管理信息资源复杂多样，传统的管理方式是单纯地分析和管理内部数据，信息类别不够丰富，精确度较差，财务人员的信息处理压力不高。而在大数据时代，财务信息来源广、复杂、庞大，对财务人员造成了非常大的压力。

（二）数据甄别难度加大

大数据时代，信息量爆炸式增长，财务信息的准确度也有所降低，企业外界和内部的环境都有了非常大的变化。从大数据理论来看，寻找规律，财务数量和质量不高，则会缺乏保障，数据的科学性不足，对企业的管理及财务决策产生了影响。所以，财务人员应该仔细甄别，因为数据过多，难度大，因此失真和失误的情况屡有发生。

（三）财务信息安全性降低

传统财务管理工作的核心是财务实名注册，对网络数据进行管理，企业财务信息如果被泄露，则会被发现和制止。在大数据环境下，财务数据增长快速，渠道广泛，财务信息处理困难，财务流程复杂，有可能导致财务信息泄露，降低财务信息的安全性，对企业财务管理的开展带来不利影响。

第五节　大数据时代医院预算信息化管理

预算管理作为一种管理机制，是市场经济发展过程中对未来进行规划的有效措施，医院也将这一管理手段引入到日常的财务管理中来。医院通过预算管理，将医院的决策目标及资源配置加以量化并使之得以实现。但在实际的预算管理中，预算的编制、申报、审核和汇总等工作都需要通过财务总账提取相关数据，然后经过汇总分析才能向各分管业务的管理者提供数据，费时费力，为此利用软件系统进行预算管理成为此工作的迫切之需。

一、医院预算管理相关概述

预算管理作为一种管理机制，是医院财务管理的重要组成部分，该部分包括营业预算管理、资本预算管理、财务预算管理以及筹资预算管理。医院预算信息化管理是指医院运用软件系统干预预算管理业务，使其趋于现代化、信息化，预算信息化管理是预算管理的完善与创新，其不仅解决了医院预算管理存在的一系列问题，而且还大大提高了医院的经济效益和社会效益，进一步促进了我国医院的发展与壮大。

二、医院预算管理存在的问题

（一）缺乏预算管理理念，对预算制度认识不足

我国现行仍有多数医院预算管理意识较为薄弱，尚未全面认识到财务预算管理工作对自身发展的重要性，以至于预算管理岗位和部门形同虚设，未充分发挥其职能。同时，医院员工预算管理意识也较差，对待预算管理工作马虎了事，大大削弱了预算管理工作的效率，不利于医院各项经营活动的顺利高效开展。

（二）缺乏规范的全面预算管理行为

受预算管理相关法规政策和制度不完善的影响，医院缺乏规范的全面预算管理行为，即主要体现在三个方面：一是预算编制方法单一。现行医院在实施预算

管理时仍采用传统的全面预算编制方法，对现代全面预算编制方法的运用较少，一定程度上降低了预算编制的效率。二是缺乏专门的预算管理机构。相当一部分医院认为预算管理工作是财务部门应承担的职能，应将其归结于财务部，故而，未设立专门的预算管理机构，事实上，预算管理是一项综合性工作，其还涉及除财务部门职能外的其他多项职能，因此，缺乏专门的预算管理机构将大大削弱预算管理的职能。三是预算执行和预算考核力度不足。我国医院过于注重预算编制工作，忽视了预算执行和预算考核的重要性，以至于预算管理的责任会计核算体系不健全，预算反馈信息质量低下。

（三）预算信息无法实现共享

目前，我国大多数医院虽然基本上实现了财务会计电算化，但财务软件系统和其他软件系统仍处于相互独立的状态，导致医院各部门之间难以实现财务预算信息共享，不利于医院管理全面把握经营项目的执行情况，以此，使得医院无法顺利开展预算信息化管理。

三、利用软件系统实现对预算的信息化管理

（一）系统初始化设置

医院财务系统初始化设置主要包括开始作用时间设置、制定经费项目设置、会计科目代码级数及各级代码长度设置、会计科目设置以及初始余额及本年已有借贷累计、往来明细账的录入。对于项目经费而言，其主要是指根据医院发展目标或为完成特定工作任务所需要的指定项目经费，通常情况下，其大致分为人员经费、日常公用经费以及项目经费等。一是人员经费，即医院员工的工资津贴、社会保障费、加班费、住房补贴、奖金、福利酬金以及加班费等；二是日常公用费用，即维护医院各项日常工业业务正常运转所消耗的各项费用，如宣传费、培训费、卫生材料费、设备维修费以及邮电费等；三是项目经费，即医院发展目标或为完成特定工作任务所需要的制定项目经费，如网络建设支出费用、房屋建设修建支出费用等。

（二）预算调整

预算调整工作势必将伴随着医院年度预算执行的开展而进行，因此，医院在实施预算调整工作时，首先要由项目经费的分管部门制定出调整申请，之后，将其申请交予内部审计部门审计考核，待审计考核通过后，由财务部门统一进行预算调整，切实避免随意调整行为。

（三）推进财务系统与办公系统有机结合，实时向各部门负责人提供各经费项目的预算执行情况

随着医院的发展与进步，现阶段我国绝大多数医院均建立了属于自身的办公系统，实现了办公自动化，在这种良好形势下，应推进医院财务系统和办公系统的有机结合，将其二者进行数据接口链接，待链接工作完成之后，医院全体员工便可以通过财务系统和办公系统查询预算的执行情况。同时，还有助于高层管理人员更好地把握医院财政支出状况，很大程度上提升了医院的预算管理效率。

（四）完善医院成本核算体系

成本核算是医院财务管理的有效手段，对提升财务管理水平发挥着非常重要的作用。因此，需坚定不移地完善医院成本核算体系，健全医院成本核算体系时，应以病人为中心，以"优质、高效、低耗、高满意度"为财务管理目标，通过规范成本核算流程和方法，确定成本核算范围，实现对医院直接收入和间接收入的归集。

（五）实行预算报表分析

医院通过对每月预算的执行状况分析，运用软件系统将其制作成报表，医院管理层人员通过查看和分析报表便能够快速了解到各经费项目的执行情况。同时，还能够挖掘出超过预算经费的项目，之后，对其项目进行全面剖析，准确地把握造成超预算的原因，并做出相应的调整。另一方面，医院通过分析预算报表能够得出预算执行结果和绩效考评结果，并将其与奖惩机制直接挂钩，从而对其工作人员进行奖励和惩处，以此，充分激发工作人员的工作积极性与自主性。

（六）推行医院财务预算管理

第一，医院转变对财务预算管理的认识。医院应积极参与到财务预算管理中去，充分认识到财务预算管理对医院产生的影响，并将财务预算管理贯穿到医院各项业务中。第二，设立预算管理委员会。预算管理委员会以医院院长为首，以科教部门、财务部门、后勤部门、护理部门以及医务部门等为成员，勇于探索先进的预算编制方法，承担预算管理职责，在医院范围内推行全面预算，将预算遍及医院各个部门，切实做好有支出的地方便有财务预算管理，确保医院资金使用的高效性。

在实践中，第一，通过在财务系统加载预算管理模块，使预算管理人员不需要对总账系统的数据按预算的口径进行提取、整理和汇总，大大提高了预算管理人员的工作效率。第二，在财务系统加载预算管理模块的同时利用办公系统和财务系统对接，对预算管理的全过程进行实时监控，调动各部门参与经济管理、增收节支的积极性和主动性，从而确保部门预算的完成和医院预算指标的落实，使盲目开支的现象得到有效的遏制，增强医院对总体资金的调控能力，控制不合理的支出，保证医院短期目标和长期目标的落实和达成。

预算管理作为一种管理机制，是市场经济发展过程中医院对未来进行规划的有效措施，强化预算管理对提升医院经营管理水平、医院竞争力和综合实力具有积极的作用，通过软件系统的应用，使医院预算管理更加科学、合理、规范，充分发挥其对医院综合管理的作用。

第三章　医院财务管理概论

第一节　医院财务管理总论

一、医院财务管理概述

医院要进行医疗服务活动，就必须有人力、物资等各项经营要素，并开展有关的活动，这些活动构成了医院的财务活动；同时，医院进行财务活动时，必然集中反映一定的财务关系。为此，要了解什么是财务管理，首先要分析医院的财务活动和财务关系。

（一）财务

财务是一个古老的范畴，一般而言，财务是钱财事务的通称。在商品货币经济中，经济活动表现为货币运动，经济关系体现为货币关系，只要存在货币资金运动和货币经济关系，就必然存在财务。因此，财务泛指财务活动和财务关系。前者指社会再生产过程中涉及资金的活动，表明财务的形式特征；后者指财务活动中涉及各方面的经济关系，揭示财务的内容本质。

财务首先是一个经济范畴，经济活动的规模和内容决定财务的规模和内容，经济体制的性质决定财务货币关系的性质及理财主体的目标。财务也是一个历史范畴，商品货币关系是经济发展到一定历史阶段的产物，财务的内涵、方法和工具也随历史的发展而发展。财务虽然作为一种经济范畴历史久远，但其作为一种独立的管理体制和方法，形成的时间并不长，只是 19 世纪中后期的事情。

（二）医院财务

医院财务是指医院在提供医疗卫生服务过程中的各种财务活动以及由此而形成的各种财务关系的总称。简单来说，医院财务是指涉及医院钱、财、物的经济业务，它客观地存在于医院的经营活动中。

在现实生活中，财务总是通过各项货币收入和支出活动表现出来。这些财务活动从形式上看，是货币的收支活动，表现为资金的量的变化。从实质上看，这些财务活动体现着医院与各方面的一定的经济关系，这种关系便成为价值—资金运动的质的规定性。因此，医院财务就其本质来讲，是医院在经营过程中资金运动及其所体现的经济关系。

1. 医院的财务活动

在社会主义市场经济条件下，社会经济各方面都围绕着商品生产、交换、分配和消费等展开活动，通过市场调配资金，促进整个社会的价值运转。医院在提供医疗服务的过程中，要消耗一定数量的人力、物力、财力资源，随着医疗服务活动的不断进行，资金的收支活动不断发生。医院资金方面的活动，构成了医院经济活动的一个独立方面，即医院的财务活动。由医院自身特点所决定，医院的资金运动主要体现为以下三个方面：

（1）医疗服务经营过程中的资金运动。

医疗服务活动过程中的资金运动表现为通过国家经常性财政补助、上级补助和经营收入取得货币资金，再用货币资金购买材料、物资形成储备资金。经过领用在医疗服务过程中消耗后，形成新的货币资金，参加下一次的资金周转。

（2）药品销售过程中的资金运动。

药品销售过程中的资金运动表现为先用货币资金购买药品形成储备资金，然后根据病人病情需要，开具处方销售药品，取得按国家规定增多的货币资金，不断地进行资金周转。

（3）制剂生产过程中的资金运动。

制剂生产过程中的资金运动表现为首先从货币资金形态到储备资金形态及其相应的供应过程；其次是从储备资金形态到生产资金形态及其相应的生产过程；

再次从成品资金形态回到货币资金形态及其相应的销售过程。制剂通过销售过程又取得了货币资金，以满足病人的需要，取得货币收入继续进行下一次生产储备，使制剂连续地生产。

医院的资金运动从货币资金开始，经过若干阶段，又回到货币资金形态的运动过程，叫做医院资金的循环。医院资金周而复始不断重复地循环，叫做医院资金的周转。医院资金的循环、周转体现着医院资金运动的形态变化。具体来说，医院的资金运动包括资金筹集、资金运用和资金分配三个方面。

资金筹集：资金是指社会再生产过程中能够以货币表现的，用于生产周转和创造物质财富的价值。任何一个经济组织进行生产经营活动，必须筹集一定数量的资金。资金筹集是医院医疗服务活动的起点和基本环节，是医院存在和发展的首要条件。随着社会主义市场经济的进一步完善，资金筹集渠道日益多元化，筹资方式日益多样化。总体而言，资金来源包括两大部分，一部分是所有者投资，这部分投资形成医院的自有资金；另一部分是通过不同渠道筹集的借入资金。筹资既可以通过发行股票、债券，也可以吸收直接投资或从金融机构借入。无论以何种形式获得的资金，都需要付出筹资代价，如定期支付股息、红利以及借入资金支付利息等。

我国医院分为非营利性医院和营利性医院。非营利性医院多为政府主办，国家是医院的所有者，其筹集资金的渠道包括国家财政补助、主管部门补助、银行信贷、社会捐赠、医院内部积累、其他负债等。营利性医院的资金主要来源于投资者投入和银行信贷，以及社会捐赠、医院内部积累、其他负债等。

资金运用：资金运用是指医院通过各种资金渠道及具体筹资方式获得必要的资金后，将其用于医疗服务活动的各个过程中，主要表现为购买劳动资料和劳动对象，以及向医疗技术人员和管理人员支付的工资，以补偿物化劳动和活劳动的消耗。例如，设备购置使医院获得劳动资料，同时形成固定资产；材料、物资、药品的采购使医院获得劳动对象，为劳动手段提供条件；无形资产的研究和开发，使医院获得一部分无形资产，此外，医院也会将闲置资金对外投放，以获取投资收益。总体上，医院资金主要占用在流动资产、固定资产和无形资产三方面。

资金分配：医院在提供医疗服务过程中会产生结余，这表明医院资金使用效益的增加或取得了经营收益。医院有了收支结余，就要进行分配，首先要按照规定计提职工福利基金，剩余部分转入事业基金，作为医院积累，用于医院发展。

2. 医院的财务关系

医院的财务关系是指医院在财务活动过程中与各有关经济利益集团之间的关系。医院在提供医疗服务的过程中与各方利益集团有着广泛而密切的联系，这些联系主要表现在以下几个方面。

（1）医院与所有者之间的财务关系。

所有者即是投资人。医院的投资人主要有国家、法人单位、个人和外商。

我国医院以公立医院为主，政府是公立医院的唯一所有者，医院与所有者之间的财务关系，其实质是政府与医院的资金分配关系。一方面，政府为了保证医院开展医疗业务活动和完成工作任务的资金需要，通过财政预算，对医院实行拨款。政府对医院财政拨款，有经常性事业补助和专项补助。此外，医院还可从财政部门取得财政周转金，定期使用，到期还本并支付占用费等。另一方面，医院在执行国家有关方针、政策，遵守法规和制度的前提下，独立经营，接受有关部门的管理和监督。

随着社会主义市场经济体制的确立，我国民营医院得以发展。民营医院的投资者主要包括法人单位、个人和外商。民营医院的所有者按照投资合同、协议、章程的约定履行出资义务，形成民营医院的资本金。民营医院利用资本金进行经营，并按照出资比例或合同、协议、章程的规定，向其所有者分配利润。

医院与所有者之间的财务关系，体现着所有权的性质，反映着经营权和所有权的关系。

（2）医院与金融单位之间的财务关系。

医院除利用所有者投入的资金开展医疗活动外，还要借入一定数量的资金，以满足经营中的资金需求。医院与金融单位之间的财务关系，主要是指医院与银行之间的存款、贷款和结算关系。医院为了业务需要有时向银行借款，按规定还本付息；同时，医院将资金周转过程中暂时闲置的货币资金存入银行，可随时提用，并定期取得利息；医院对外的一切结算，除按规定使用现金外，都应通过银行转账结算。

（3）医院与主管部门、主办单位、社会保障部门之间的财务关系。

医院与主管部门、主办单位之间的财务关系，主要是指主管部门或主办单位拨给医院补助。医院与社会保障部门之间的财务关系，主要是指医院交给社会保障部门的职工医疗保险金、失业保险金、养老保险金等社会保障费。

（4）医院与其他单位之间的财务关系。

医院与其他单位之间的财务关系，主要是指医院从市场购买有关商品以及接受有关技术和劳务，需要支付相应的款项；医院向其他单位提供劳务服务，按规定应向这些单位收取相应的款项，形成医院与其他单位之间的资金收付的财务关系。

（5）医院与病人之间的财务关系。

医院与病人之间的财务关系，主要是指医院向病人提供医疗服务而收取一定的费用，病人因接受医院提供的服务或产品而应支付相应的费用，形成医院与病人之间的财务关系。

（6）医院内部各部门、各科室之间的财务关系。

医院内部各部门、各科室的财务关系，主要是指医院内部各单位之间在提供医疗服务过程中相互提供产品或劳务所形成的经济利益关系。医院为了保证开展业务工作的资金需要，按照预算将资金在内部各部门、各科室之间进行分解，并对其经济活动进行管理和监督。在实行内部经济核算的条件下，医院内部各部门、各科室之间相互提供产品或劳务要进行计价结算，产生了资金使用的内部结算与利益分配关系等。

（7）医院与职工之间的财务关系。

医院与职工之间的财务关系，主要是指医院在向职工支付劳动报酬的过程中所形成的经济利益关系。医院按照职工提供的劳动数量和质量支付基本工资、补助工资、其他工资，以及办理各种欠款的结算。

二、医院财务管理的特点

财务管理是随着商品生产和商品交换的发展而不断发展起来的，最初萌芽于15、16世纪，伴随着地中海沿岸的城市商业而出现；19世纪中后期，股份公司的发展使得财务管理从企业管理中分离出来，成为一种独立的管理职能；进入20世纪，尤其二战后，随着企业生产经营规模的不断扩大，生产经营活动日益复杂，人们越来越感觉到财务管理的重要性，其理论与方法也得到了令人瞩目的发展和完善。任何一个社会组织开展经济活动时都必须组织财务活动、处理财务关系，因此财务管理已成为包括企业、事业单位、政府机构以及其他社会团体和组织实施管理的一项重要经济管理工作。

医院财务管理是根据医院业务经营目标的需要，按照医院资金运动规律，组织医院财务活动、处理医院同各方面财务关系的一项经济管理工作，是医院管理的重要组成部分。

医院财务管理有别于医院的其他管理，其特点在于：

第一，它是一种价值管理。财务管理是对医院医疗服务过程中的价值运动所进行的管理，它利用收入、支出、结余等价值指标，来组织医院医疗服务过程中价值的形成、实现和分配，并处理这种价值运动中的经济关系。

第二，它是一项综合管理。医院各项医疗服务活动的进行均伴随着医院资金的收支，财务管理的触角必然要伸向医院医疗活动的各个角落。每个部门都会通过资金的收付，与财务管理部门发生联系。每个部门也都要在合理使用资金和组织收入方面接受财务管理部门的指导，受到财务管理制度的约束。即医院所有医疗活动都反映为资金运动，财务管理是对资金运动的管理，因此其管理范围涉及医院的人、财、物各个方面，是一项综合性管理工作。

医院财务管理是按照医院资金的运动过程，对资金的筹措、运用、回收和分配进行科学有效的计划、组织与控制。根据现行《医院财务制度》的精神，医院财务管理的基本内容包括筹资管理、流动资产管理、固定资产与无形资产管理、对外投资管理、成本费用管理、收入管理、结余及其分配管理、财务分析、财务预算管理等。随着理财环境的变化，医院财务管理的内容也会随之发生改变。

第二节 医院财务管理目标

系统论认为，正确的目标是系统良性循环的前提条件。目标是系统所希望实现的结果，根据不同的系统所要研究和解决的问题，可以确定不同的目标。财务管理目标制约着财务运行的基本特征和发展方向，是财务运行的一种驱动力。不同的财务管理目标，会产生不同的财务管理运行机制，科学地设置财务管理目标，对优化理财行为，实现财务管理的良性循环具有重要意义。

一、财务管理目标理论

财务管理的目标（goals of financial management）又称理财目标，是指一个经济主体进行财务活动所要达到的根本目的。任何一种财务管理目标的出现，都是一定的政治、经济环境的产物，随着环境因素的变化，财务管理目标也必然发展变化。在现代西方财务理论中，对于财务管理目标的研究，多以企业为对象；不同的理财环境下，企业追求的理财目标也不尽相同。

（一）利润最大化目标

利润最大化（profit maximization）目标兴起于19世纪，在西方经济理论中曾是流传甚广的一种观点，对业界具有重大的影响。当初企业组织的特征是单个业主，单个业主的唯一目的是增加个人财富，这是可以简单地通过利润最大化目标得以满足的。利润反映了当期经营活动中投入与产出对比的结果，在一定程度上体现了企业的经济效益，因此，在实践中往往以利润的高低来分析、评价企业的业绩。而且利润这个指标在实际应用方面比较简便，利润额直观、明确，容易计算，便于分解落实。

我国企业在告别高度集中的计划经济体制以后，经营方式由单纯生产型向生产经营型转变。在市场经济条件下，企业自主经营，这使得企业不得不关心市场、关心利润。利润的多少体现为企业对国家的贡献，而且国家也把利润作为考核企业经营情况的首要指标，把企业职工的经济利益同企业实现利润的多少紧密地联系起来。利润最大化对于企业投资者、债权人、经营者和职工都是有利的。

但是，利润最大化这一财务管理目标中，利润的计算没有考虑利润发生的时间和资金的时间价值，而且也没有有效地反映风险问题，往往导致企业财务行为的短期化，而不顾企业的长远发展。因此，将利润最大化作为理财目标，存在一定的片面性。

（二）股东财富最大化目标

按照现代委托代理学说，企业经营者应最大限度地谋求股东或委托人的利益，而股东或委托人的利益则是提高资本报酬，增加股东财富。因此，股东财富（stockholder wealth）最大化这一理财目标受到人们的普遍关注。

在股份公司中，股东财富是由其拥有的股票数量和股票市场价格两方面决定的。在股票数量一定时，当股票价格达到最高时，股东财富也达到最大。所以，股东财富最大化，就演变为股票价格最大化。许多人认为，股票市场价格的高低体现着投资大众对公司价值所做的客观评价。股票价格反映着资本和利润之间的关系；受预期每股盈余的影响，反映每股盈余的大小和取得的时间；受企业风险大小的影响，可以反映每股盈余的风险。但是，以股票价格最大化作为理财目标实际上很难实行，因为股票市价要受到多种因素包括经济因素和非经济因素的影响，股票价格并不是总能反映企业的经营业绩，也难以准确体现股东财富；而且这一指标只有上市公司才能使用，对于大量的非上市企业是不适用的。

（三）企业价值最大化目标

企业价值（company value）是指企业全部资产的市场价值（股票与负债市场价值之和）。利益相关者理论认为，企业存在着众多的利益相关者，是各种利益集团共同作用的组织。企业理财的目标是协调各个利益集团的利益。在一定时期和一定环境下，某一利益集团（如股东）可能会起主导作用，但从企业长远发展来看，不可能只强调某一利益集团的利益而忽视其他利益集团（如债权人、政府、员工、顾客等）的利益。虽然各利益集团追求的目标不同，但从理论上讲，都可以通过企业长期稳定发展和企业总价值的不断增长来实现。因此，以企业价值最大化作为理财目标较之股东财富最大化目标更为科学。

企业价值最大化目标充分考虑了资金的时间价值和投资的风险价值；将企业的长远发展放在首位，克服企业经营中的短期行为；不仅考虑了所有者的利益，而且考虑了债权人等各方利益相关者的利益。但是，这一目标在可操作性方面却存在着难以克服的缺陷，企业价值的目标值是通过预测方法来确定的，采用何种预测方法、如何选取预测值，将会使预测结果大不相同，因而很难作为对各部门要求的目标和考核的依据。

随着现代财务理论的发展，理财环境以及企业制度和治理结构不断发展与更新，财务目标也在发生着变化。无论是利润最大化目标，还是股东财富最大化目标和企业价值最大化目标，这些财务目标都是相关的，但没有一个单一的目标能够涵盖所有其他的财务目标。实践中，上述财务目标都曾经是甚至现在还是企业进行财务活动的基础。

二、医院财务管理目标

医院不同于企业，医院不是营利机构，不以营利为目的。作为卫生服务体系的一个重要组成部分，医院一方面要服从国家卫生事业管理的要求，为社会提供公益服务；另一方面在提供医疗服务的过程中，又要追求其医疗服务的效率。随着我国公立医院改革的进一步深化，明确了"坚持公立医院的公益性质，把维护人民健康权益放在第一位"为公立医院的根本目标。公立医院不以营利为目的，并不意味着不需要开展财务管理。我国公立医院的现状是投入不足与浪费并存，资金成本高而使用效率低下，这些问题需要通过医院的财务管理加以改善。

医院的目标决定了医院财务管理的目标。现行《医院财务制度》的适用对象是中华人民共和国境内各级各类独立核算的公立医疗机构，这也成为我们研究医院财务管理目标的财务主体。公立医院是承担一定福利职能的社会公益事业单位，履行社会责任，追求社会价值最大化是其最高目标，在医疗服务过程中，提高公立医院运行效率是其直接目标。即便是非公立医院，也同样承担着救死扶伤的社会责任，医院的特殊性质决定了其生存要依赖于它所承担的社会责任，医院只有首先承担其社会责任，才有资格谈及其经济责任和利益。因此，我们认为，医院的社会责任目标优先于经济责任目标，医院财务管理不能以经济利益最大化为目标，在努力提高医院运行效率的前提下，追求社会价值的最大化是其最终目标。

第三节 医院财务管理的职能和原则

一、医院财务管理的职能

任何事物都有一定的职能（功能）。由事物本身的特征所决定的固有的职能称为基本职能，随着事物的发展，人们为了更有效地实现预期目的，基本职能就派生出一些新的职能。就财务管理而言，职能是指财务管理所具有的职责与功能，由财务管理的对象和内容决定。

财务管理的基本职能是组织。随着财务活动的日益复杂，一些新的职能逐渐从组织职能中派生出来。财务管理的职能主要包括：财务预测、财务决策、财务计划、财务组织、财务领导、财务控制、财务分析、评价与考核等。医院通过对这些职能的有效运用，来实现其财务管理的目标。

（一）财务预测

财务预测就是在认识财务活动的过去和现状的基础上，发现财务活动的客观规律，并据此推断财务活动的未来状况和发展趋势。预测表现在正确掌握未来财务活动的不确定因素和未知因素，为决策提供信息，形成可行性方案，以建立恰当的财务管理目标。财务预测既是财务管理的一项重要职能，也是决策、编制执行计划的前提和重要手段。医院财务预测要根据医院内部和外部的各种财务信息，对医院财务活动的趋势进行科学的预测与估计，包括医院事业发展的各种内外因素、医院市场需求、医疗价格调整趋势的预算等。财务预测不能脱离各项业务预测，但也绝非是各项业务预测结果的简单拼凑，而是根据业务活动对资金活动的作用与反作用关系，将业务预测结果进行合乎逻辑的综合。

（二）财务决策

财务管理效果的优劣，很大程度上取决于财务决策的成败。决策建立在预测的基础之上。根据财务预测的结果，采用一定的决策方法，就可以在若干备选方案中选取一个最优财务活动方案，这就是财务决策。财务决策是财务管理的核心。财务预测是为财务决策服务的，财务计划是财务决策的具体化。简言之，财务决策是正确掌握和运用财务管理权的过程。医院的财务决策包括财务活动的组织与管理、资金的筹措与安排、资金流向的审查与控制、财务成果考核与分配等的选择与决定。

（三）财务计划

财务决策仅仅解决了财务活动方案的选择问题，但并不能保证财务目标的实现。为了实现既定的财务目标，财务活动就必须按照一定的财务计划来组织实施。当通过财务决策选定了财务活动方案后，就应该针对所选方案编制具体的财务计划，如果完成了计划，也就实现了财务目标。正确地编制财务计划，可以提高财务管理的预见性。医院财务计划大体上包括投资决策计划、流动资金计划、固定资金计划、业务收支计划等。它们是医院筹集、使用、分配资金的具体执行计划。在实际工作中，这些计划往往将分别编制为年度计划和季度计划，以便更好地组织实施。

（四）财务组织

财务组织职能，是指为了完成财务计划目标，合理组织财务管理活动中的各个要素、各个环节和各个方面，从上下左右的相互关系上，进行合理的分工与协作，科学合理地组织成一个整体，对财务活动进行管理。财务组织职能主要表现在以下方面：

（1）建立合理的组织机构，设置财务处、科、室等。

（2）按照医院财务管理的需要进行分工，确定各部门、科室的职责范围，建立责任制，明确各部门或有关岗位成员所肩负的任务与相应的权力，使责、权、利紧密结合。

（3）建立财务信息沟通渠道。

（4）确定财务管理方式，如统一领导、分级核算、归口管理等。

（5）正确地选择和配备财务管理人员，做好培训、调配、考评、奖惩，以保证财务管理组织的需要并充分调动财务管理组织和人员的积极性。

（五）财务领导

财务领导职能，也称财务指挥职能。它是指财务领导者与财务管理人员根据财务管理目标和财务决策的要求，运用组织权力和适当手段指导和监督下属财务管理机构和人员实现决策目标的一种管理职能，主要包括财务指挥职能与财务协调职能。财务指挥职能是指按计划的要求领导人们完成所分配任务的一种管理功能。指挥职能能保证计划得以执行，组织得以运转。财务指挥职能发挥的过程，实际上就是财务管理人员在一定组织形式下领导人们具体地执行财务计划的过程。财务协调职能是指消除医疗服务过程及财务管理过程中各部门之间的不和谐现象，以加强相互间的配合能力，达到按财务总目标的轨道同步发展的一种管理功能。

（六）财务控制

财务控制职能，是指按照财务计划目标和确定的标准，对医院任何活动进行监督、检查，并将财务活动的实际成果与财务计划目标对照，发现差异、找出原因，采取措施纠正财务计划执行中的偏差，以确保财务计划目标的实现。在财务计划组织实施的过程中，由于主客观两方面的原因，财务活动的实际进展与计划要求可能会发生差异，对于这种差异，如果不加以控制，财务计划的最终完成就不能保证。从广义上讲，财务控制包括事前控制（预测）、事中控制和事后控制（分析）；从狭义上讲，财务控制是指事中控制。这里，本书采用的是狭义概念。医院财务控制系统由确定财务控制目标、建立财务控制系统、财务信息传递与反馈、纠正偏差四个方面组成。

从一般意义上来说，管理职能的目的就是为了使管理对象成为和谐的有机体，无论是计划、组织、领导还是控制都应体现协调。这是由管理对象的客观要求决定的。

（七）财务分析、评价与考核

财务分析是事后的财务控制。财务分析是将医院财务活动的实际结果与财务计划或历史实绩等进行比较，分析存在的差异及其产生的原因，从而为编制医院下期财务计划和以后的财务管理提供一定的参考依据。

财务评价以财务分析为基础，是为了说明财务绩效的优劣及其程度。通常财务评价以财务计划或财务实绩、同行业平均先进水平为评价依据。

财务考核，就是对一定责任主体（部门或个人）的财务责任完成情况进行考察和核定。财务考核的目的是贯彻责任与利益的统一，从而促进各部门和个人更好地完成所承担的财务责任。

二、医院财务管理的原则

恩格斯曾指出，"原则不是研究的出发点，而是它的最终结果；这些原则不是被应用于自然界和人类历史，而是从它们中抽象出来的；不是自然界和人类去适应原则，而是原则只有在符合自然界和历史的情况下才是正确的。"财务管理的原则也是如此，它是从理财实践中抽象出来的并在实践中证明是正确的行为规范，是财务管理必须遵循的准则。医院财务管理的原则，是由医院的性质及其组织管理的要求所决定的，是组织医院经济活动、处理财务关系的准则。医院财务管理应遵循以下几项原则。

（一）资金合理配置原则

所谓资金合理配置原则，就是指通过资金活动的组织和调节，来保证各项物质资源具有最优化的结构比例关系。医院财务管理是对医院全部资金的管理，而资金运用的结果则形成医院各种各样的物质资源。按照系统论的观点，组成系统的各个要素的构成比例，是决定一个系统功能状况的最基本的条件。系统的组成要素之间存在着一定的内在联系，系统的结构一旦形成就会对环境产生整体效应，或是有效地改变环境，或是产生不利的影响。医院的各项财务活动也构成一个系统，开展财务活动需要占用资金，资金配置合理、物质资源构成比例适当，就能保证医疗服务活动顺畅运行，否则就会危及医院财务活动的协调，甚至影响医院的兴衰。

医院财务管理从筹资开始，到资金收回为止，经历了资金筹集、投放、收回、分配等几个阶段。只有把资金按合理的比例配置在医院医疗服务的各个过程中，也就是从财务角度合理地安排医院各种资金结构问题，才能实现医院物质资源的优化配置。因此，资金合理配置是医院持续、高效发展的必不可少的条件。

（二）收支积极平衡原则

所谓收支积极平衡，就是要求资金收支不仅在一定期间总量上求得平衡，而且在每一个时点上协调平衡。资金收支在每一时点上的平衡性，是资金循环过程得以周而复始进行的条件。财务管理的过程就是追求平衡的过程，如果不需要平衡，也就不需要财务管理。只有实现了财务收支的动态平衡，才能更好地实现财务管理的目标。

资金收支平衡不能采用消极的办法来实现，而是要积极地坚持量力而行和尽力而为相结合的原则。量力而行，就是要尊重客观经济规律，从医院经济状况的实际出发，充分考虑财力可能，把有限的资金投入到急需的地方，而不能不顾医院的实际情况，凭主观意志办事，违反客观经济规律，勉强去办一些超出医院经济承受能力的事。尽力而为，就是在财力许可的范围内，充分发挥人的主观能动性，分清轻重缓急，统筹安排资金，合理使用各项资金，努力挖掘各方面的潜力，发挥有限资金的最大效益。尽力而为与量力而行是辩证统一的，医院事业的发展，既要量力而行又要尽力而为。

（三）利益关系协调原则

医院财务管理在组织资金运动过程中，同各有关方面发生密切的经济联系。利益关系协调原则就是在财务管理中利用经济手段协调国家、医院、员工、病人、往来单位、内部各部门之间的利益关系，维护各方的合法权益。

公立医院是承担一定政府福利职能的公益性事业单位，是非营利性经济组织，其根本目的是不断提高全民族健康素质，保障国民经济和社会事业的发展，是以社会效益为最高原则。

医院财务管理要在法治轨道上运行，要自觉维护国家的利益，顾全大局。但在讲求社会效益的同时，医院财务管理还要兼顾单位经济利益，讲求经济效果，要充分利用医院现有的人力资源、物力资源、财力资源，最大限度地满足社会医疗需求。在处理医院与职工之间的关系时，要坚持社会主义按劳分配制度，多劳多得、优劳优得，效率优先、兼顾公平，既要防止片面强调单位和个人的利益，忽视国家利益的现象，又要防止单纯强调国家利益，忽视单位和个人利益的现象。医院对债权人要按期还本付息，与其他单位之间要实行等价交换，医院内部各部门之间要划清责、权、利。总之，医院在处理各种财务关系时要遵守国家法律，认真执行政策，保障各方应得的利益。在经济生活中，个人利益和集体利益、局部利益和全局利益、眼前利益和长远利益也会发生矛盾，而这些矛盾往往是不可能完全靠经济利益的调节来解决的。在处理物质利益关系的时候，一定要加强思想政治工作，照顾全局利益，防止本位主义、极端个人主义。

（四）实行预算计划管理的原则

医院的全部财务活动（包括一切收支），都要编制预算计划，实行计划管理。正确编制单位预算计划，可以有计划地组织单位的财务活动，保证各项业务的顺利进行。医院预算计划的编制，既要参照前期的执行情况，又要考虑计划期内的各种有利和不利因素，使预算计划具有先进性、科学性和可行性。在执行过程中发生重大变化时，要对原预算计划按规定的程序进行调整，以正确指导单位的业务活动和资金运动。

第四节　医院财务管理的方法

财务管理方法是指为了实现财务管理目标、完成财务管理任务，在进行理财活动时所采用的各种技术和手段。具体而言，医院财务管理的方法是财务管理人员针对医院经营目标，借助经济数学和计算机技术，结合医院财务管理活动的具体情况，对医院资金的筹集、医疗资金的投入、成本费用的形成等医院业务经营活动进行事前、事中、事后管理所采用的专门方法。它是财务人员完成既定财务管理任务的主要手段。

财务管理方法一般可分为定性方法和定量方法两大类。所谓定性方法，是指依靠人的主观经验、逻辑思维和直观材料进行分析、判断，开展管理活动的方法。所谓定量方法，是指依据财务信息和其他有关经济信息，运用一定数量的方法或借助于数学模型进行计算，从而求得管理方式、措施。二者在财务管理过程中都不可缺少、不可偏颇。下文主要对医院财务管理的定量方法作简要介绍。

一、财务预测方法

财务预测是根据有关财务活动的历史资料，依据有关条件和未来发展趋势，运用数学模型，对未来财务活动状况可能达到的数额和发展趋势所进行的预计和测算。医院进行财务预测首先要明确预测的对象和目的，然后通过收集和整理有关信息资料，进而选择适合的预测方法进行预测。医院定量财务预测的方法一般包括趋势预测法和因果预测法。

（一）趋势预测法

趋势预测法，又称时间序列法，是指按照时间顺序排列历史资料，根据事物发展的连续性，预测今后一段时间的发展趋势和可能达到的水平的一种方法。这种方法较为简单，具体包括算术平均法、移动平均法、指数平滑法、直线回归趋势法、曲线回归趋势法等。

（二）因果预测法

因果预测法是根据历史资料，并通过足够的分析，找出要预测的因素与其他因素之间明确的因果关系，建立数学模型进行预测的一种方法。这种方法的关键在于只有合理地找出变量之间的因果关系，才能科学地进行预测。因果预测法中的因果关系可能是简单因果关系，也可能是复杂因果关系。如挂号费收入与门诊人次呈简单因果关系，而药品收入则与就医人次、药品价格等呈复杂因果关系。

二、财务决策方法

财务决策是为实现财务管理总体目标，在医院内部条件和外部环境分析的基础上，根据预测结果，在众多可供选择的方案中选择一个最理想方案的过程。常用的财务决策方法包括优选对比法、数学微分法、概率决策法等。

（一）优选对比法

优选对比法是把各种不同的方案排列在一起，按照一定标准进行优选对比，进而作出决策的方法。如医院在进行长期投资决策时，可把不同投资方案的净现值、内含报酬率、现值指数等指标进行排列对比，从而选择出最优方案。

（二）数学微分法

数学微分法是根据边际分析原理，运用数学上的微分方法，对具有曲线联系的极值问题进行求解，进而确定最优方案的一种决策方法。如医院在进行最优资本结构决策、现金最佳余额决策、存货经济批量决策时都需要运用数学微分法。

（三）概率决策法

概率决策法是进行风险决策的一种方法，在未来情况虽不十分明了，但与决策相关的各因素的未来状况及其概率可以预知时，采用的一种决策方法。医院的许多财务决策都存在着风险性，因而，必须用概率的方法来计算各个方案的期望值和标准差，进而作出决策。

三、财务计划方法

财务计划是以财务决策为依据，具体落实一定时期财务总目标和指导财务活动的行动纲领。医院财务计划就是医院对其一定计划期内以货币形式反映的各项业务活动所需资金及其来源、财务收入与支出、财务结余及分配进行的安排。常用的财务计划编制方法包括平衡法、比例法和定额法等。

（一）平衡法

平衡法是指在编制财务计划时，利用指标客观存在的内在平衡关系确定指标计划数的一种方法。如医院在确定一定计划期期末现金余额时，可利用公式：

$$期末现金余额 = 期初现金余额 + 本期增加额 - 本期减少额 \qquad (3\text{-}1)$$

平衡法的优点是便于分析计算，工作量不大，结果比较准确明了。但平衡法只适用于确定具有平衡关系的计划指标，并且不能遗漏每一个因素指标，计算口径要一致。

（二）比例法

比例法又称比例分析法，是指在编制财务计划时，根据医院已经形成而又比较稳定的各项指标之间的比例关系，来计算计划指标的方法。如在推算医院某部门一定时期的资金占有量时，可根据该部门以前各期资金量占业务收入的平均比例和计划期业务收入的预测数加以确定。这种方法计算简便，但所使用的比例必须恰当，否则计算结果容易出现偏差。

（三）定额法

定额法又称预算包干法，是指在编制财务计划时，以定额作为计划指标的一种方法。在定额基础比较好的医院，采用定额法确定的计划指标不仅切合实际，而且有利于定额管理和计划管理相结合。但应注意要根据实际情况的变化及时修订定额，才能使定额切实可行。

四、财务控制方法

财务控制是指在财务管理中，利用有关信息和特定手段，对财务活动施加影响或调节，以实现财务计划所规定的财务目标。

医院财务控制包括以下几项工作：一是制定控制标准，将标准分解到各科室或个人，便于日常控制。二是执行标准，确定控制方法，主要采用实耗指标、限额领用、限额支票等。三是对计划指标同实际完成情况及时对比并分析原因，调整实际财务活动或调整财务计划，以消除差异或避免再出现类似差异。前馈性财务控制的方法主要有计划控制法、目标控制法、定额控制法、ABC 分析法等。反馈性财务控制的方法主要有差异分析法、敏感性分析法等。

五、财务分析方法

财务分析，是指对一定时期内财务系统运行状况作较全面的分析研究，了解财务计划的完成情况，评价财务状况，研究和掌握财务活动的规律性，改善财务预测、决策、计划和控制，以提高医院管理效率的一项工作。财务分析的方法有比较分析法、因素分析法、动态分析法、平衡分析法、图表分析法等。

财务分析还可以采用综合分析法。综合分析法就是把有关财务指标和影响医院财务状况的各种因素有序地排列在一起，综合分析医院财务状况和经营成果的一种方法。任何单一指标、单一因素都不能全面评价医院的财务状况及其发展趋势，只有进行综合分析，才能对医院财务状况作出全面、系统的评价。其计算公式如下：

$$P = \Sigma \left[K_i \left(a_i - 1 \right) \right] / \Sigma K_i \qquad (3\text{-}2)$$

式中，K_i 为第 i 指标的权数；a_i 为第 i 个指标计划完成程度；P 为计划指标综合完成系数。

$P < 0$，表示没有完成计划；$P = 0$，表示正好完成计划；$P > 0$，表示超额完成计划。P 值越大，计划完成情况越佳。

第五节 医院财务管理的体制

财务管理是财务活动组织和财务关系协调的总和，它必须通过一定的组织机构和一定的制度安排来实现财务管理的职能与目标。财务管理体制就是规范财务行为、协调各方面财务关系的制度。建立科学的财务管理体制是组织财务活动、协调财务关系的基本前提和合法依据。医院财务管理体制，具体包括医院的财务组织体制和医院的财务管理制度两大部分。

一、医院的财务组织体制

现行《医院财务制度》第七条明确规定：医院实行"统一领导、集中管理"的财务管理体制。

"统一领导、集中管理"是指要在医院统一领导下，根据事业发展的需要统筹安排和使用医院的各项经费和资源，对财经工作和财务活动进行集中管理。统一领导的主要内容包括统一财经方针政策、统一财务收支计划、统一财务规章制度、统一资金集中调配和统一财会业务领导；集中管理的主要内容包括财权的集中管理权、财务规章制度制定和执行的集中管理权、会计核算和会计事务的集中管理权。"统一领导、集中管理"的财务管理体制的优点是权力集中，便于直接管理；缺点是由于财权及财经工作的管理权过于集中，不利于调动医院内部各单位增收节支的积极性。

《医院财务制度》在强调医院应实行"统一领导、集中管理"体制的同时，也结合我国医院的实际情况和管理需要，规定规模较大的医院可以实行"统一领导、分级管理"的财务管理体制。分级管理是指医院财经工作和财务收支在建立健全规章制度、明确院内各级各单位权责关系和统一领导的基础上，根据财权划分、事权与财权相结合的原则，由医院和院内各级各单位（即二级单位）进行分级管理。这种财务管理体制的优点是可以充分调动院内各单位当家理财和增收节支的积极性，理顺财务关系，加强经济责任制。但须注意的是，医院应在建立健全各项财经政策和财务规章制度，机构设置完善，人员配备齐全，财务关系清楚，权、责、利明确，并保证院级宏观调控能力的情况下，才能实行分级管理。

二、医院的财务管理制度

医院财务管理制度是组织财务活动、处理财务关系的基本规则。2010 年 12 月，财政部和原卫生部共同修订了《医院财务制度》，并从 2012 年 1 月 1 日起实施。这一法规全面而完整地界定了医院的财务管理制度，并对以前的相关规定进行了重大改革。

（一）明确制度的适用范围

《医院财务制度》广泛适用于境内各级各类独立核算的公立医疗机构，包括综合医院、专科医院、门诊部（所）、疗养院、卫生院等。这样做有利于实现卫生全行业管理，规范会计核算口径，实施区域卫生规划等。

（二）医院预算管理方式的变化

根据医院的特点、收支状况和发展方向以及国家财政和财力水平，《医院财务制度》明确了国家对医院实行"核定收支，定额或定项补助，超支不补，结余留用"的预算管理制度。该制度一是体现了财政部门和医院主管部门对医院收支实行统一管理的指导思想，所有收支全部纳入预算管理，分别编制收入预算和支出预算，以全面反映医院财务收支活动。二是取消"差额补助"的提法，执行定额或定项补助方法，大中型医院一般以定项补助为主，小型医院一般以定额补助为主。

（三）医院必须进行成本核算

医院作为事业单位具有经营性质，按《事业单位财务规则》规定，是不需要进行成本核算的，但医院各项支出大部分通过医疗服务取得补偿，而医疗服务收费标准必须依据成本确定，所以医院必须进行内部成本核算。《医院财务制度》规定医院实行内部成本核算，成本对象是医疗服务和药品消耗，直接费用直接计入各成本对象，间接费用确定合理的方法后分配到成本对象中。医疗收支、药品收支分别进行成本核算是为医院建立合理的支出补偿机制，逐步为实现医、药分业管理做好财务制度准备，这也是医疗保障制度改革的要求。

（四）规范医院的结余及其分配

医院的结余不再按比例分配到四项基金中去，除按规定比例提取一定的职工福利基金外，其余部分转入事业基金。医院事业基金是保证业务正常发展的经济基础，医院出现亏损则由事业基金弥补，事业基金弥补不足时，反映到待分配结余中。

（五）严格医院的费用管理

为了控制医疗费用的盲目增长，减轻人民群众医疗费用负担，避免医疗卫生资源浪费，医院的医药费用采取"总量控制，结构调整"的管理办法。政府部门强化规范医疗、完善医保、改革医药等政策联动，推动实现医疗费用增长与经济社会发展、医保基金运行和群众承受能力相协调，控制医疗费用总量增长速度，合理调整医疗服务价格，降低药品和耗材费用占比，优化医院收支结构。

（六）建立事业基金和专项基金制度

《医院财务制度》取消医院周转金，改为事业基金。事业基金是医院维持事业发展的经济基础，它反映了国家投入、单位取得的非限定用途的资金。医院设立专项基金，包括财政投入专项资金、结余分配、提取职工福利基金，按固定资产原值提取的修购基金、捐赠人确定的留本基金和其他基金。专项基金专项管理，专款专用。

（七）建立坏账准备制度

《医院财务制度》允许医院提取坏账准备，体现了稳健的原则，以增加医院自我发展的能力，按医院应收账款和在院病人药费的 3%~5% 提取坏账准备金，列入支出、计入成本，以保证医院有一定的资金解决病人欠费的问题。

第六节　医院财务管理的环境

医院是在一定的环境下开展医疗活动的，医院的运营及发展必然受到环境的影响，作为医院管理组成部分的财务管理活动也要受到各种因素及条件的影响，这些对医院财务管理活动产生影响作用的内外部各种因素或条件构成了医院财务管理的环境。环境构成了医院财务管理的客观条件，医院资金的取得、使用及收入的取得会受到环境的影响，资金的配置和使用效率会受到环境的影响，财务监督的效果也与环境有着密切的联系，环境影响着医院财务活动的各个方面，决定了医院财务管理的成效，进而对医院的运行产生重要影响，医院进行财务管理活动，必须要了解影响财务管理的环境因素。

一般来说，财务管理的环境包括政治环境、法律环境、经济环境、社会文化环境、科技教育环境以及影响财务管理运行的内部各种条件和因素。具体到医院来说，对医院财务管理影响较大的因素及条件主要包括：医药卫生体制、法律法规环境、金融环境、技术环境、竞争、医院文化、财务管理体制、财务人员素质等。其中，医药卫生体制、法律环境、金融环境、技术环境、竞争这五个因素是独立于医院客观存在的，是医院所不能控制和改变的，是医院财务管理的外部环境；医院文化、财务管理体制、财务人员素质是影响医院财务管理运行的内部条件和因素，是医院财务管理的内部环境。

医院财务人员要充分认识所面临的财务管理环境，提高财务管理环境的适应能力，对于医院不能改变的外部环境，管理人员要随着环境的变化来适应、承受及应变，要能够及时调整思路及策略，提高利用环境的能力。对于医院的内部环境，管理人员除了要能够适应、承受及应变外，还要不断寻求改善各项不理想的环境或条件的思路及方法，逐步优化内部环境，为财务管理水平的不断提高奠定基础。

一、医院财务管理的外部环境

（一）医药卫生体制

医药卫生体制决定了医院的运营方式与运行效率，影响到医院财务管理的诸多环节，比如：医保制度影响了医保结算收入占医院收入的比重，对资金结算、账务处理、资金周转及与内外部相关部门或单位的沟通协调有着重要影响；基本药物制度直接影响了医院药品收入及药品结余，对医院的收支状况、资产负债状况及现金流量都有重要影响；基层卫生服务状况对医院工作量及工作重心都会产生深刻影响，从而影响到医院的资金流量；财政补偿机制会对医院的收支结构、筹资机制及成本管理都有一定的影响。

（二）法律法规环境

医院财务管理活动的开展必须遵守相关法律，如《中华人民共和国会计法》《中华人民共和国招标投标法》《中华人民共和国政府采购法》《中华人民共和国民法典》《中华人民共和国预算法》《中华人民共和国注册会计师法》《中华人民共和国个人所得税法》《中华人民共和国企业所得税法》等。医院财务活动的开展还必须遵守相关法规及规章制度的要求，如《财政违法行为处罚处分条例》《医院财务制度》《会计从业资格管理办法》等。

例如，医院必须按照政府采购的相关要求按照规定的程序采购相关物资，这会对医院相关的固定资产及库存物资的管理产生一定的影响。相关的税收法律法规对于医院的税收问题作出了规定，是医院开展税收管理的依据，如《中华人民共和国企业所得税法》规定，符合条件的非营利组织的收入为免税收入。又如：《中华人民共和国会计法》第三条、第十五条、第十六条，《财政违法行为处罚处分条例》第十七条对"小金库"的认定及处罚作出了规定，这为医院规范财务活动、加强财务监督提供了法律法规依据。

（三）金融环境

广义的金融市场是指一切资本流动的场所，包括实物资本和货币资本的流动，影响医院财务管理的金融环境主要是指与金融机构的资金往来及相关金融政策等，如金融机构的信贷业务为医院提供了融资的渠道，利率的高低会直接影响医院融资的资金成本；医院日常资金收付业务要依托金融机构，金融机构与医院之间的资金流动渗透到医院财务管理的众多环节；医院同金融机构间的支付结算必须遵守相关的结算纪律，不准签发空头支票，不准无理拒绝付款、任意占用他人资金，不准违反规定开立和使用账户等。

（四）技术环境

医院要实现财务管理的目标，完成财务管理的各项具体任务，必须借助一定的手段，科学技术的发展为医院财务管理实务及创新奠定了基础，如现代计算机技术的发展不仅使会计账务处理实现了电算化，改变了医院会计信息系统的处理方法，而且逐步使医院的成本管理、预算管理、绩效管理等实现了计算机化，使医院财务人员的职能分工及工作的深度发生了变化，同时，促进了诸如医院资源计划等理念的产生，使医院财务与会计从传统的核算型转向管理型。

（五）竞争

医院之间的竞争涉及设备、技术、人才、管理等各个方面，医院的竞争环境不仅能够促进医院提高医疗水平，而且会促使医院提高管理水平，提高运营效率。对医院财务管理来说，周边医疗市场的资源配置状况（如医院的数量、布局、等级）及竞争者各方面的实力，特别是随着民营资本进入医疗卫生领域，都会对医院的财务活动产生直接影响。为了改善竞争地位，医院必须加强成本费用控制，加强科研支持力度，提高资金使用效益；由于竞争的存在，医院诸多方面的对策都会在医院的财务活动中体现出来。

二、医院财务管理的内部环境

（一）医院文化

医院文化是医院在长期进行医疗等活动过程中形成的，影响医院内部环境和运营效力的精神、意识和理念，主要包括医院整体的价值观、服务意识、管理理念、职业操守及职工的行为守则等方面。医院文化会渗透到医院的一切活动当中，财务管理活动也不例外，例如：积极向上的医院文化环境下，普通职工一般会主动关心或参与医院财务管理，财务人员会积极参与或为医院财务决策提供建议，医院财务管理创新意识较强；高度集权的医院文化环境下，容易导致财务管理的"人治"现象，较不利于财务制度的制定及执行，也较不利于进行集体财务决策。

（二）医院组织结构

医院的组织结构情况，包括医院的部门设置与分布；各部门职能及其业务流程；管理组织机构设置是否合理，是否建立院、科两级管理责任制，是否能够满足管理工作需要；是否有完整的规章制度和岗位职责；是否建立了科学的决策机制，"三重一大"（即重大问题决策、重要干部任免、重大项目投资决策、大额资金使用）事项是否经集体决策并按规定程序报批等。这些因素决定了医院财务管理方式能否与组织形态相协调、相适应，决定了能否发挥或能够有效发挥财务部门和财务人员的作用。

（三）财务人员素质

财务人员是医院经济管理工作的重要角色，是医院财务管理的参与者和实施者，财务人员的素质直接影响了医院财务管理的效果。医院面临的环境及形式纷繁复杂，对医院财务人员的素质提出了较高的要求，财务工作人员必须适应新的形势及要求、与时俱进，提高自身素质，增强处理问题的能力，包括加强职业道德修养，不断更新专业知识，及时了解相关医药卫生政策，提高沟通能力等。

第七节　医院财务活动的分析和评价

一、医院财务活动分析的概念和作用

（一）医院财务活动分析的概念

医院财务活动分析是以医院会计核算资料和财务会计报告为依据，结合医疗统计和其他有关资料，采用专门方法，对医院的财务状况、运营成果、管理绩效、发展前景进行综合全面分析，以评价工作业绩、总结经验教训、提出改进工作的意见或措施，更好地服务于医疗活动的一项专门管理工作。科学规范的医院财务活动分析对于医院实现有效管理，提高医院的经济效益和社会效益，促进医院可持续发展具有积极的意义。

医院财务报告是反映医院某一特定时期和某一会计期间业务成果、现金流量、净资产变动、财务状况的总括性书面文件，包括会计报表（主要有资产负债表、收入支出总表、现金流量表、财政补助收支情况表）和相关附表（包括业务收支明细表、基本建设收支明细表、净资产变动表及国家会计制度规定的其他附表）以及财务情况说明书。

财务情况说明书主要说明医院的业务开展情况、预算执行情况、财务收支状况、成本控制情况、负债管理情况、资产变动及利用情况、基本建设情况、绩效考评情况、结余实现与分配情况、资金增减与周转情况、财务收支情况、财产变动情况、财务分析评价情况等，对本期或下期财务状况发生重大影响的事项，专项资金的使用情况以及其他需要说明的事项进行说明。

（二）医院财务活动分析的作用

做好医院财务活动分析，可以全面评价医院的财务状况和经济社会效益，查明医院计划、预算完成或未完成的主客观原因，并通过对这些问题或原因的分析研究，抓住主要矛盾，解决关键问题，推进医院工作，保证计划和预算的落实。

通过财务活动分析，还可以不断提高管理人员的业务素质，全面提高医院管理水平，促进医院各项业务工作和管理工作优质、低耗、高效运行。其具体作用有以下方面。

1. 评价计划、预算执行情况，促进其实现

医院的计划和预算是医院经营管理活动的目标和准则，努力完成计划和执行预算是全体职工的职责。分析考察财务活动，评价计划和预算执行情况，分析完成好坏的原因，发现薄弱环节和问题，采取措施、及时调整，可以促使医院计划和预算的顺利实施。

2. 促进医院更好地贯彻执行政策法令和规章制度

医疗单位的一切活动都必须贯彻国家的政策法令和财务规章制度，财务活动分析通过对会计、统计、业务等资料的分析研究，考察医院在提供医疗服务过程是否遵纪守法，是否严格执行有关财务制度、标准等，有无任意提高标准、乱收费、乱开支情况；通过对财产物资和资金管理的分析，考察单位财和物的管理情况，进一步揭露存在的违法违纪、挥霍浪费现象，从而总结经验，促进单位加强法治观念，保证国家的方针、政策、制度在医院的贯彻执行。

3. 评估医院的资金状况和经济实力

通过对医院资产负债率、流动比率、资产规模、收益能力、成本水平、收入增长率等重要指标的分析，确定医院的综合实力、资金运营状况、付现能力和偿债能力，评价医院的经营业绩、运营风险、管理效率，预测医院未来的发展趋势，提高医院经济决策的科学性。

4. 提高医院经营管理水平

管理水平的高低直接关系着医院的健康发展和社会经济效益的水平。现阶段医疗单位都还存在着管理人员素质不高、管理水平较低的情况。财务活动应从资金活动着手，进而研究人力、物力、财力利用情况，不断总结经验教训，找出差距和问题，提出改进意见，提高医院社会效益和经济效益。财务活动分析不仅可以直接改善单位的管理水平，而且也是在实践中培养和提高管理人员素质的一种有效方法。

5. 挖掘内部潜力，提高医院综合经济效益

财务活动分析不仅对单位经营管理的实际结果进行评价，更主要的是分析研究经营活动取得某项成果的原因，查明存在的问题，采取措施，加速资金的周转，提高设备的利用率，减少积压浪费，降低门诊人次和住院床日的平均费用，挖掘内部潜力，充分利用卫生资源，提高医院综合效益。

6. 为管理决策提供参考资料

医院是一个复杂的经营服务系统，为使其运行良好，提供质优、量多、高效、低耗的医疗健康服务，必须不断改善经营管理。财务分析对收集到的信息和数据进行对比、分析利弊、查找原因、研究对策、提出措施和建议，为领导决策提供信息和依据。

二、医院财务活动分析的主体

医院财务活动分析的主体分为内部主体和外部主体。内部主体是指对医院进行财务分析的医院内部人士，主要包括医院管理者、职工等。外部主体主要是医院利益相关者，包括债权人、政府部门、供应商、投资者、医院保险管理机构、社会公众、其他组织等。不同的财务分析主体需要通过医院的财务活动分析作出相应的决策，因而在进行财务分析时有各自不同的分析目的。

（一）管理者

医院的经营管理者作为医院委托关系中的受托者，为了完成其受托责任，需要对医院的经营状况进行有效的管理与监控。医院管理者对医院的医疗活动进行日常管理，需要通过财务分析全面掌握医院的运营能力、偿债能力、盈利能力、

社会贡献能力、可持续发展能力等信息，及时发现医院经营中的问题，检查各项财务计划的完成情况，了解医院内部各部门和员工工作情况，以便进行有效的医院管理和科学规划，从而为医院的发展作出科学合理的发展战略和策略。

（二）债权人

医院的贷款提供者是医院的重要债权人。医院的贷款提供者将贷款提供给医院，要求医院按期偿付贷款本金并支付贷款利息。因此，医院的借款提供方需要对医院的信用和财务风险情况以及偿债能力进行分析，他们通过密切观察医院的经营与财务状况，及时搜集分析与医院相应的财务与非财务信息，从而对医院的短期和长期偿债能力作出判断，以便决定是否需要向医院提出其他附加条件，如追加抵押或担保，是否继续合作或者提前收回债权等。

（三）供应商

医院的供应商是医院药品、材料、设备等资源的提供者，他们在向医院提供药品、材料和设备时即成为医院的债权人。对医院的供应商来说，如果医院缺乏流动性和偿债能力将直接影响到他们的资金周转。因此供应商对医院的资金流动性、偿债能力会非常关注。

（四）政府管理部门

我国公立医院是由政府举办的社会公益性事业单位。政府管理部门在履行职能时，往往需要进行财务分析。政府在制定财政补偿政策、医疗服务价格政策、药品加成政策以及国家卫生筹资、资源配置等政策时都需要分析医院经济运行状况。政府职能部门通过医院财务分析，可以监督医院是否认真贯彻落实国家相关政策法规，可以强化对医院的管理，以维护正常的医疗市场秩序，保障国家和社会利益，提高人民群众健康水平。

（五）医疗保险管理机构

我国的医院保险体系主要由城市职工医疗保险、城镇居民医疗保险、新型农村合作医疗等组成。医疗保险体系有两大功能：其一是筹资，使个人医药费用负担风险可以在广大人群中分担，解决"看病贵"的问题；其二是购买，即代表参保者的利益，扮演第三方购买者角色，以较低的成本购买较好的医疗服务，控制医疗费用的上涨并保证医疗质量。医疗保险机构在履行职能时必须对医院的财务状况进行分析以了解医院的费用水平、成本状况、服务质量及资源使用效率等，以确保科学合理使用医疗保险资金。

（六）社会公众

医院的服务对象是社会人群，医院通过提供医疗保健服务来满足人们的医疗需求。医疗服务产品与其他商品相比具有明显的特殊性，因此社会公众非常关心医院运营状况。他们不仅关心医院的服务质量、技术水平、医疗流程，同时还非常关注医院的价格水平以及医疗费用负担水平，为他们的消费选择提供依据。要了解这些方面的信息，往往需要借助于医院的财务活动分析。

（七）医院职工

医院的职工与医院存在雇佣关系，医院经营好坏与其自身利益具有密切的关系。员工通过分析医院的财务状况，可以判断其工作的收益性、稳定性、安全性以及福利保障等。另外，员工还可以通过财务分析了解自己以及所在科室的业绩和存在的问题，为未来工作找到努力的方向。

（八）竞争对手

医疗市场中的竞争对手希望了解其他医院的财务状况，如收入、成本、费用以及运营效率等指标，以判断医院之间的相对效率与效益，找出其同竞争对手之间的差距及优势，为提升医院竞争能力打下基础。若需要对其他医院进行兼并重组，对其财务状况进行分析，可以为谈判提供有利依据。

（九）其他组织

其他一些与医院经济业务有关的企业、事业单位以及社会中介机构，如会计师事务所、律师事务所、审计师事务所、资产评估机构以及管理咨询机构等也会关注医院的财务状况。

三、分析评价医院财务活动的资料准备

通过分析医院资产负债表、收入费用总表和明细表、财政补助收支情况表、现金流量表、净资产变动表、成本报表和有关附表，可以揭示医院财务状况和财

务成果变动的情况及其原因，达到了解和评价医院偿债能力、盈利能力和经营能力状况，促进医院改善财务管理和提高经济效益的目的，以充分满足政府、金融单位、投资者、医院管理者和医院职工的需要。

要分析医院财务活动必须做好医院财务分析资料在数量和质量上的准备。医院财务资料的数量，主要指医院财务报表应按规定的报表类别定期编制，这是财务分析的资料基础。此外，还应补充一些其他相关资料作为全面分析评价的依据。例如：核算资料，即除财务报表以外的内部会计核算、统计核算、业务核算等各种有关凭证、账簿，报表资料等；计划资料，包括国家和主管部门下达的业务计划和医院内部制定的工作计划或财务收支计划等；定额资料，包括材料定额、成本定额、消耗定额、工时定额等指标；同行业资料，即其他医疗单位的主要财务经济指标或政府公布的医疗行业先进水平指标；合同资料，即医院与外单位签订的合同或协议等；其他资料，主要包括会议记录、决议、文件、报告、批件等。医院分析资料的质量，主要取决于医院财务报表的编制质量，医院财务报表的质量可靠，才能保证医院财务分析结果的高质量。一般来讲，医院财务报表应具有相关性、理解性、验证性、公正性、及时性、可比性、完整性等特性。

四、医院财务活动分析的组织形式

医院财务活动分析按照不同的分类标志可以划分为以下几种不同组织方式。

（一）从分析内容所包括的范围划分

从分析内容所包括的范围划分，医院财务活动分析可以分为全面分析、局部分析、专题分析和典型分析。

1. 全面分析

全面分析，是对一定时期的医院财务活动进行全面详细的分析，包括分析全部财务报表和医院各项财务能力指标的变动趋势，有利于综观全局、协调平衡、相互联系地对医院财务活动过程及其结果作出总体性的综合评价。但是，全面分析涉及面广，工作量大且用时较长。因此全面分析一般适用于对季度、年度报表的分析。

2. 局部分析

局部分析就是对一两个主要问题或几个主要会计指标进行扼要的剖析与比较，借以考核预算管理水平的提高程度，大体展现观察期医院的经济管理情况或某指标发展的基本趋势。局部分析一般适用于月度分析。

3. 专题分析

专题分析，则是对某些重大财务经济问题进行专门深入的调查研究，分析评价重点财务指标的异动情况。它往往能抓住问题的关键，发现薄弱环节，及时制定措施。

4. 典型分析

典型分析，是对某些典型事例、典型单位所进行的分析。

在实际工作中，上述几种分析形式往往是互相结合、互相补充，采用哪一种分析，需要根据分析的要求具体决定。

（二）从分析人员划分

从分析人员来划分，医院财务活动分析可以分为专业分析和群众分析。

1. 专业分析

专业分析是医院财务、会计部门，各有关职能部门对有关财务经济指标进行的分析。

2. 群众分析

群众分析是医院科室、职工在业务活动和科室管理工作中所进行的相关收支、成本、绩效、损益、经营的分析。群众分析是基础，专业分析为主导，专业分析必须与群众分析相结合。

（三）其他划分

从分析时间来划分，医院财务活动分析可以分为事前分析和事后分析。事前分析也称为预测分析，事后分析又称总体分析。事后分析往往细分为日常分析、定期分析和不定期分析。医院财务活动分析还可分为院内分析和院际分析。医院内部各部门所进行的分析，包括全院分析、科室分析、治疗组分析、单设备分析、单病种分析、单病员分析等均属内部分析。医院之间同类财务经济指标的对比分析称为院际分析。

医院财务活动分析的组织形式要多样化，根据不同分析主题的要求，因地制宜地采取灵活多样的组织形式。同时，各种组织形式要相互结合，相互补充。实践证明，召开形式多样的财务活动分析会议是一种行之有效的组织形式。医院可由主管财务工作的院领导牵头，召开有财务、后勤、采购、设备、药剂、临床等部门参加的医院财务活动分析会议。

五、医院财务活动分析的基本程序

医院财务活动分析一般按以下程序进行。

（一）明确目的，制订分析计划

根据医院分析期间的工作重点，确定应进行财务活动分析的项目、内容和范围，制订财务活动分析计划。在财务活动分析计划中，应规定分析的目的要求，分析工作的组织分工，确定采取的分析形式和分析程序，安排分析工作的进度，确定分析资料的种类与来源等。财务活动分析工作应按计划进行，但在实际分析过程中可根据具体情况对计划进行修改和补充。

（二）收集资料，确定分析对象

为了全面分析医院财务活动、正确评价医院的经营绩效，应完整地收集、整理分析资料，包括计划资料、定额资料、技术资料、核算资料、调查资料和其他有关的分析资料。在收集整理分析资料后，还必须认真检查、核实分析资料，只有真实可靠的分析资料才能保证分析工作质量。核实资料应根据资料的来源和类别，采取适当的方法进行，重点在于检查分析资料的真实性和合法性。在此基础上，通过对资料数据的研究和比较，形成分析目标，确定分析对象。

（三）选定方法，测算因素影响

根据分析指标的性质及指标之间的相互联系，选定合适的分析方法，寻找影响指标变动的因素，并测算各因素变动对财务指标变动的影响程度，并根据计算结果分清主次、区别利弊，这是医院财务活动分析的主要环节。

（四）总结评价，提出建议措施

结合本院的特点和历年状况，对分析结果进行认真总结和评价。肯定成绩、发现问题，实事求是地评价过去，科学地预测未来，提出合理化建议和改进工作的措施，供医院领导作决策时参考。

六、医院财务活动分析存在的局限性

医院财务活动分析的主要依据是医院财务报告，由于主客观原因，医院财务报告在很多方面存在局限性，故医院财务活动分析也存在诸多局限，具体表现在以下几个方面。

（一）侧重对单一财务信息的分析，综合分析水平不高

由于财务人员受业务知识单一性的限制，财务活动分析仅重视内部财务指标、财务行为和财务管理状况等财务方面的信息，缺少对医疗服务和相关业务等医学方面知识的了解，影响了分析人员的观察力和分析力，无法从财务变化中判断医疗运营中存在的问题以及对财务指标造成影响的因素，忽视了对其他相关经济信息的综合分析，从而影响了评价医疗活动的真正效益，造成医院财务活动分析综合水平不高。

（二）重视医院内部分析，忽视行业外部分析

目前医院之间的信息"孤岛"不利于横向比较，使财务分析工作仅局限于医院内部，缺乏与同行业间的对比，造成医院管理层难以了解相关指标在同行业中的地位，不利于医院对经营决策进行适当定位。对医疗物价政策市场状况、国家医药政策及财务管理体制等外部影响因素的关注不充分。

（三）着重于经济事项的事后分析，缺少有效的前瞻性分析

传统的医院财务活动分析是解剖已发生的财务活动及其成果，这种事后分析的实时性和快速反应能力滞后，也缺少对医疗风险的防范和发展潜力的预测，仅侧重于对财务指标的静态性分析，忽略了对医疗服务活动的动态性分析。

（四）缺乏投资决策分析

医院发展的规模、项目、资金的具体运用等基本采用行政手段，缺乏必要的

自主权，也不需要承担多少责任，一人或几人说了算，强调社会效益，不讲经济效益，缺少投资决策分析。

（五）按历史成本原则反映的财务指标可能影响财务状况的真实性

财务活动分析要以财务报表数据为基础，真实、有用的财务信息是进行有效财务分析的前提条件。但目前医院财务报表数据本身存在着很大的局限性，如：财务报表以原始成本为基础，缺乏时效性；没有考虑通货膨胀和物价变动等因素的影响；资产负债表与收入支出总表所反映的时间概念不同，其揭示的会计信息无法反映最新物价变化，以比率的形式将两表数据进行比较，其可比程度不一致。

（六）缺乏财务指标与非财务指标的有效结合

现行医院财务活动分析存在一个很大的缺陷，就是过分注重财务指标，倾向于对这些财务指标进行详细复杂的定量分析，而忽略了定量与定性分析的有机结合，没有很好地与非财务指标结合，往往只能得出单一的对历史数据的分析结论，缺乏实际决策的利用价值。如医院人力资源状况、医疗技术、服务质量、市场拓展、医疗流程、医院发展规划等方面的信息不能在医院财务指标中反映，故医院财务活动分析中也对上述内容反映不充分。

（七）医院的财务信息有可能被人为操纵或粉饰

医院中许多经济业务的发生金额或发生时间需要会计人员的经验来决定，由于会计人员的主观性和其他人为因素的影响，医院的财务报表及其提供的信息有可能不准确，甚至被人为操纵或粉饰。在此基础上所进行的财务活动分析便不可避免地带有人为修饰的痕迹，无法准确地评价医院现状，也不能客观地反映医院的经济活动状况。

（八）财务活动分析报告质量不高

部分医院的一些财务人员把提交财务活动分析报告当作一种例行公事，匆匆完成了事，而不讲求效果（不考虑报告的时效性、针对性、相关性和应用性）；有的只是利用会计报表进行表面的解读，不能就指标数值之间的因果关系进行分析、判断，跳不出财务自身的思维惯性；不太关注宏观经济的发展和外部环境的变化对医院经营的影响，不熟悉基本的医疗业务流程，只能简单地就数据论数据，忽视指标间的相互关系，生搬硬套公式等，由此编写的财务活动分析报告对医院经营管理没有实用价值。

第四章　医院筹资决策

第一节　医院筹资管理概述

资金筹集是指医院向外部有关单位、个人或从医院内部筹集资金的一种财务活动。任何一个医院，为了保证业务活动的顺利开展，都必须持有一定数量的资金。资金筹集是医院得以创立和生存发展的前提，是医院资金运动的起点。随着改革开放的不断深入，国家下放医院的自主经营权，医院也不再对国家资金等、靠、要，而是努力提高自身竞争力，多元化筹措资金，适应社会需求，不断提高自身医疗水平。

筹资管理是医院财务管理的一项重要内容，科学、合理地选择筹资渠道和筹资方式，加强筹资预测和决策管理，能够提高医院资金使用效益，促进医院可持续发展。

一、医院筹资的基本要求

（一）合理确定资金需求量

医院经营需要筹集资金，而不论采用何种形式筹集资金，都必须确定一个合理的资金需求量。医院财务人员要认真分析医疗活动的特点，采用科学的办法，预测医院资金的需求数量。在确定资金需求量时，既要避免因资金筹集不足，影响医疗服务活动的正常开展，又要防止资金筹集过多，造成资金闲置。同时，医院资金占用在一定期间往往是波动的，如有些月份增加，有些月份减少，因此在确定资金需求量时，应考虑不同时间对资金的需求，合理安排资金的投放和回收，尽可能减少资金占用，加速资金周转。

（二）周密研究投资方向

通常，医院总是在有了明确的投资方向后，才会选择筹资的渠道与方式。筹资是为了投资，医院要坚持资金筹集与资金投放相统一，防止那种把筹资同投资割裂开来的做法。资金投放的方向，既决定资金需求量的多少，又决定投资效果的好坏，同时还要兼顾社会效益和经济效益的协调。

（三）努力降低筹资成本

医院筹集资金，不论通过何种渠道、采用何种方式，都要付出一定的代价，这个代价就是资金成本。不同来源的资金成本各不相同，取得的难易程度也不一样，为此就要选择经济方便的来源。由于医院资金的来源是多方面的，所以要综合考虑各种资金来源的成本，力求降低综合的资金成本。

（四）适度控制负债规模

负债经营可以使医院以较低的资金成本获取较多的资金投放。医院适度负债可以缓解医院资金紧张的矛盾。但负债过多，则会产生较大的财务风险，甚至因丧失偿债能力而使医院无法运转。因此，医院要适度负债，要从总体上合理配置自有资金和借入资金，既要利用负债经营的优点，又要合理控制资产负债率，维护医院的财务信用，减少财务风险。

二、医院筹资的渠道

筹资渠道是指筹措资金来源的方向与通道，体现资金的来源与供应量。筹资渠道取决于社会资本的提供者及其数量分布。认识和了解各渠道及其特点有助于医院充分拓宽和正确利用筹资渠道。

目前，我国医院主要分为营利性医疗机构和非营利性医疗机构，根据2000年原卫生部等国家8部委下发的关于医疗机构分类管理的文件精神，非营利性医疗机构不以营利为目的，主要由国家出资兴办，其筹资渠道主要是国家财政资金。营利性医疗机构筹资渠道与企业筹资渠道基本类似。概括起来，我国医院目前的筹资渠道主要有：国家财政资金、银行信贷资金、社会集资、内部积累、外商资金等。

（一）国家财政资金

国家财政资金是我国国有非营利性医院的主要资金来源。每年国家通过财政预算，对国有非营利性医院以财政拨款的形式予以财政补助。同时，国家还拨给国有非营利性医院用于科研、教学、清理群众欠费、防保等专门用途的资金。上级主管部门根据国有非营利性医院事业发展的需要，对其进行的专项补助或补贴，也是国有非营利性医院的主要资金来源。

（二）银行信贷资金

银行对医院的贷款也是医院资金的一项重要来源。我国银行分为商业银行和政策性银行，商业银行可以为各类经济主体提供各种商业性贷款，政策性银行只能为特定主体提供政策性贷款。银行信贷资金拥有居民储蓄、单位存款等经常性的资金来源，贷款方式灵活多样，可以适应各类主体资金筹集的需要。

（三）社会集资

社会集资是指医院通过发行股票、债券等方式把非银行金融机构、居民个人、其他企事业单位闲置不用的货币资金集中起来，用于业务经营和建设发展，这也是医院的一种资金来源渠道。

（四）内部积累

内部积累是指医院内部形成的资金，主要包括事业基金和未分配结余。医院内部积累是医院经营资金的重要补充来源，它不仅能对外投资，而且可以更多地满足医院自身发展的需要。

（五）外商资金

外商资金是指外国投资者投入的资金。引进外资作为一种筹资渠道，可以通过发展中外合资或外商独资医院来吸引国外资金直接投入，股份制医院也可以通过发行股票来吸收外资，当然还可以通过融资租赁方式进口国外的先进医疗设备。

吸收外商资金，不仅可以满足我国医院发展对资金的需要，而且可以促进我国医院的技术进步，加快医院医疗设备的配置与更新，以提高医院的医疗服务质量，提升医院的市场竞争力。

三、医院筹资的方式

筹资方式是指筹集资金所采用的具体形式，即如何取得资金，筹资方式体现了资金的属性。如果说，筹资渠道属于客观存在，那么筹资方式则属于经济主体主观能动行为。筹资管理的重要内容是如何针对客观存在的筹资渠道，选择合理的筹资方式进行筹资。认识筹资方式的种类及各种筹资方式的优缺点，有利于医院选择适宜的筹资方式并有效地进行筹资组合、降低成本、提高筹资效益。

筹资方式取决于医院资本的组织形式和金融工具的开发利用程度。不同性质的医院在资本的组织形式上具有不同的特点。一般而言，我国医院的筹资方式主要有以下几种。

（一）吸收直接投资

吸收直接投资是医院以协议形式筹集政府、法人、自然人等直接投入的资本，形成医院吸收资本的一种基本筹资方式。

（二）发行股票筹资

股份制医院按照章程规定依法发行股票，是形成医院股权资本的一种筹资方式。

（三）发行债券筹资

医院按照债券发行协议通过发售债券直接筹资，是形成医院债权资本的一种筹资方式。

（四）银行借款筹资

医院按照借款合同从银行等金融机构借入各种款项。银行借款是医院获得长期和短期资金的主要筹资方式。

（五）商业信用筹资

这是医院通过赊购药品预收款项等商业信用行为从而筹集资金的一种筹资方式。这种筹资方式比较灵活，易于为医院所采用。

（六）租赁筹资

医院按照租赁合同租入资产从而筹资，这种筹资方式形成了医院的债权资本。

医院采用租赁筹资，是以融物方式来实现融资，目的是化解资金不足的困难。

四、医院筹资的一般原则

在市场经济条件下，医院有许多筹资渠道，可供选择的筹资方式也越来越多。通过不同筹资渠道和不同筹资方式筹集资金，其具体过程是不相同的，需要具备的条件和考虑的因素也不尽相同。但是无论通过哪种筹资渠道和筹资方式筹集资金，都必须遵循以下原则。

（一）合理性原则

医院筹资不论通过哪些筹资渠道，运用哪些筹资方式，都要预先确定筹资的数量，而且必须合理测定资金需求量。科学合理的筹资数量应与投资数量达到平衡，要避免出现因筹资数量不足而影响投资活动或因筹资数量过剩而影响筹资效益的现象。

（二）效益性原则

投资项目的选择是决定是否要筹资的重要因素。投资收益与资本成本的比较，是医院做出筹资决策的依据。因此，在医院的筹资活动中，要认真分析投资机会，讲究投资效益，避免不顾投资效益地盲目筹资。同时，要比较不同筹资方式的成本，综合研究各种筹资方式，选择最优筹资组合，以便经济有效地筹集资金。

（三）合法性原则

医院筹资活动影响着社会资源的流动，涉及相关主体的经济权益。因此，医院必须遵循国家的法律法规，在特定的法律框架内实施筹资计划，不允许违法筹资，如在筹资过程中为违法资金"洗钱"等。

第二节　医院筹资数量预测

筹资数量的预测是医院制定融资计划的前提。为了维持医院的正常运转和扩大规模，医院需要筹措资金。这些资金一部分来自医院内部积累，另一部分需要通过外部融资取得。由于外部融资过程往往需要较长时间，因此医院要预先知道自己的资金需求量，提前安排融资计划，否则容易导致资金周转问题。

一、预测医院资金需求量的原则

（一）连续性原则

经济变量通常遵循连续性的发展规律，即在经营活动的环境不发生重大变化的条件下，经营业务本身保持某种惯性。理财活动也不例外。

（二）相关性原则

财务活动中，影响医院资金运动的各种因素之间存在着一定的相互依存、相互制约的关系。预测资金需求量，必须首先搞清与资金需求量有关的因素。

（三）统计规律性原则

财务活动中，对某个财务指标所做的一次观察结果往往是随机的，但连续多次的观察结果就具有一定的统计规律性。

二、预测医院资金需求量的方法

在具体筹资之前，医院应当采用科学的方法预测资金需求量，只有这样，才能使筹集来的资金既能满足业务经营的需要，又不会有太多的闲置。预测资金需求量的常用方法有以下两种。

（一）定性预测法

定性预测法也称判断预测法，主要指医院利用历史资料、直观资料，依靠个人的经验和主观分析判断，对未来资金的需求量做出预测。

定性预测法的基本过程：一是聘请熟悉医院业务和财务情况的专家，根据过去积累的经验和市场需求，进行分析判断，提出预测的初步意见；二是召开会议对专家的初步意见进行讨论、补充、修改，得出预测的最终结果，这种方法一般是在医疗机构缺乏完备、准确的历史资料的情况下采用，参加人应是具有一定理论知识和综合判断能力的专家和专业人员。

（二）定量预测法

定性预测法虽然十分有用，但它不能解释资金需求量与有关因素之间的数量关系，这就需要采用定量预测法。常用的定量预测法有比率预测法和线性回归法。

1. 比率预测法

比率预测法采用的比率有很多,但最常用的是资金需求量与业务收入的比率,即收入百分比。下面以营利性医院为例,说明收入百分比法的应用。

收入百分比法是根据营业额与资产负债表和损益表的有关项目间的比例关系,预测各项目资金需求量的方法。这种方法是假定某项目与营业额的比率已知并且固定不变。因此,预测医院未来一定时期内的营业额,通过百分比就可以确定该项目的资金需求量。但是如果有关项目固定比率的假定失实,或者营业额的预测不准确,那么据此进行预测就会形成错误的结果。所以,在有关因素发生变化的情况下,必须进行相应的调整。

2. 线性回归法

假定资金需求量与营业业务量之间存在线性关系,建立数学模型,根据历史有关数据,用回归方程确定参数预测资金需求量,这种方法称为线性回归法。在财务管理中,最简单、常用的回归模型为:

$$y = a + bx \qquad (4\text{-}1)$$

式中,y 为资金需求量;a 为不变资金规模;b 为单位业务量所需要的变动资金规模;x 为业务量。

其中,不变资金是指在一定的营业规模内不随业务量增减的资金,主要包括为维持营业而需要的最低数额的现金、原材料的保险储备、必要的成品或药品储备以及固定资产占用的资金。变动资金是指随营业业务量变动而同比例变动的资金,包括在最低储备以外的现金、存货、应收账款等所占用的资金,可在业务量预测值 x 的基础上,确定其资金需求量 y。

第三节　权益资本筹集决策

权益资本又称为自有资本或自有资金,是医院依法筹集并长期拥有、自主支配的资金。权益资本筹资方式包括吸收直接投资、发行股票和医院内部积累等。吸收直接投资和发行股票都是向医院外部筹集资金的方式,发行股票以股票这种有价证券作为媒介，而吸收直接投资则不以证券为媒介。现阶段，我国医院基本没有发行股票，因此吸收直接投资是医院筹集权益资本的主要方式。

一、吸收直接投资

吸收直接投资是指医院按照"共同投资、共同经营、共担风险、共享利润"的原则来吸收国家、企事业单位、个人、外商投入资金的一种筹资方式。通过吸收投资方式筹集的资金主要有以下四种：吸收国家投资，主要是国家财政拨款，由此形成国家资本金；吸收企业、事业等法人单位的投资，由此形成法人资本金；吸收社会个人和医院内部职工的投资，由此形成个人资本金；吸收外国投资者的投资，由此形成外商资本金。

吸收直接投资是我国医院筹资中最早也是非营利性医院目前最主要的一种筹资方式，其具体出资方式可以是现金、房屋、医疗设备、材料物资、运输工具、土地、无形资产等。

吸收直接投资的优点：吸收直接投资所筹集的资金属于医院的自有资金，具有永久性，无到期日，不需归还，与借入资金相比较，它能提高医院的资信和借款能力；吸收直接投资不仅可以筹措现金，而且能够直接获得所需的先进医疗设备和技术，与仅筹措现金的筹资方式相比，它能尽快地形成医院的经营能力；由于没有固定分红负担，因此吸收直接投资这种筹资方式的财务风险较低。

吸收直接投资的缺点：吸收直接投资通常投资者要求较高回报，因而资金成本较高；吸收直接投资由于没有证券为媒介，产权关系有时不够明晰，也不便于产权交易，加大资本金的退出难度。

医院吸收直接投资一般应按以下程序进行：确定筹资数量——确定投资者——协商投资事项——签署投资协议——投资到位——注册成立等。

二、发行股票

发行股票是指医院为筹集自有资金而发行有价证券。股票代表持票人对股份制医院享有的所有权，投资者通过购买该有价证券成为医院的股东。股东按照医院组织章程，参与或监督医院的经营管理、分享红利，并依法承担以购股额为限的医院经营亏损的责任。发行股票使得大量社会游资得到集中和运用，它是医院筹集长期资金的一种重要途径。按股东权利和义务的不同，股票分为普通股和优先股。普通股的最大特点是股利不固定，随着医院盈利的多少而有起伏；优先股是较普通股有某些优先权利同时也有一定限制的股票。

按投资主体的不同，股票分为国家股、法人股、个人股和外资股。国家股为有权代表国家投资的部门或机构以国有资产向医院投资形成的股份；法人股为企业法人以其依法可支配的资产向医院投资形成的股份，或具有法人资格的事业单位和社会团体以国家允许用于经营的资产向医院投资形成的股份；个人股为社会个人或本医院职工以个人合法财产投入医院形成的股份；外资股为外国投资者以购买人民币特种股票形式向医院投资形成的股份。

发行普通股股票是医院尤其是股份制医院筹集资金的一种基本方式。其优点主要有：发行股票能够筹集到较多的股权资本，这有利于提高医院的信用价值，同时股本及由此产生的资本公积、盈余公积，又可为医院使用更多的债务资金提供强有力的支持；没有固定的到期日，不用偿还，这对于保证医院对资本的最低需求，促进医院的稳定发展具有重要意义；没有固定的利息负担，也就不存在还本付息的风险，筹资风险小。

发行股票筹资的缺点主要有：一般来说，股票筹资的成本要大于债务资金，股票投资者要求有较高的报酬，而且股利要从税后利润中支付，而债务资金的利息可在税前扣除，因此，股票筹资资金成本较高，容易分散控制权，当医院发行新股引进新股东时，会导致医院控制权的分散。

三、医院内部积累

内部积累主要是指医院从收支结余中计提留用的资金和未分配的盈余。医院内部积累是补充医院经营资金的一项重要来源。利用这种筹资方式，不必向外部单位办理各种手续，简便易行，而且不必直接支付筹资用资的费用，经济合理。因此，医院应当努力改善经营管理，认真做好增收节支、增加利润、扩大积累，以求自我发展。

四、接受捐赠

接受捐赠对于医院是一种相对于其他企业来说更加重要的具有权益性质的筹资方式，尤其是对于非营利性医疗机构，如红十字（会）医疗机构，接受境内外组织和个人捐赠的款物（包括红十字会转赠）是其履行救灾、救护、救助活动的主要经费来源之一，意义重大。

第四节　债务资本筹集决策

债务资本又称借入资金或债务资金，是医院依法筹措并按规定用途使用、按期限偿还的资金。在资产负债表中可以清楚地看出，负债资金有长短期之分，其目的是要满足不同的资产对资金的需求。

偿还期限在 1 年内或超过 1 年的债务是流动负债，否则是长期负债。短期负债资金的筹集方式主要有短期银行借款、商业信用等。长期负债资金的筹集方式有长期借款、发行债券、融资租赁等。另外，在一定的条件下，有些债务资本可转换为权益资本，如可转换债券。

一、银行借款

银行借款是医院根据借款合同向银行（以及其他金融机构）借入的需要还本付息的款项，根据借款的期限分为短期银行借款（1 年内）和长期银行借款（1 年以上）。短期银行借款主要包括经营周转借款、临时借款和结算借款等。长期银行借款主要用于购置固定资产和满足长期流动资金占用的需要，有固定资产投资借款、更新改造借款和新产品试制借款等。按照国际惯例，银行借款往往附加一些信用条件，如授信额度、周转授信协议、补偿性余额。

（一）授信额度

授信额度是借款医院与银行之间正式或非正式协议规定的借款最高限额。在授信额度内，通常医院可以随时按需要向银行申请借款。但在非正式协议下，银行并不承担按最高借款限额保证贷款的法律义务。

（二）周转授信协议

周转授信协议与一般授信额度不同，银行对周转信用额度负有法律义务，并因此收取一定的承诺费用。周转授信协议主要为规模较大的医院所采用的正式授信额度。

（三）补偿性余额

补偿性余额是银行要求借款人将借款的 10%~20% 的平均余额留存银行，目的是降低银行贷款的风险、提高贷款的有效利率，以便补偿银行可能发生的损失。

二、发行债券

债券是医院为了筹集资金，依照法定程序发行的、约定在一定期间按票面金额还本付息的一种有价凭证。债务代表持券人同医院之间的债权债务关系。债券持有人可以按期取回固定利息，到期收回本金，但无权参与医院经营管理，也不参加分红，持券人对医院的经营亏损不承担责任。

国家对发行债券有严格的规定，发行人需要履行相关审批手续。发行债券通常是为了建设大型项目筹集大笔长期资金。

（一）发行债券筹资的优点

1. 债券成本较低

债券的利息费用可在税前支付，起到了抵减所得税的作用，使得债券实际的资本成本较低。

2. 可提高医院收益水平

由于债券的利息率是固定的，且在所得税前支付，医院如能保证债券所筹资金的投资收益率高于债券利息率，就可以提高医院的收益水平，从而增加医院财富。

3. 有利于保证股东的控制权

对股份制医院而言，债券持有人并非股东，他们只能从医院获取固定利息，因而发行债券不会影响股东对医院的控制权。

4. 融资具有一定的灵活性

与长期借款筹资相比，医院发行债务有很大的灵活性。如医院可根据本身的筹资要求，结合资金市场的实际情况确定债券的利率、发行价格、偿还期限和偿还方式。

（二）发行债券筹资的缺点

1.财务风险较高

债券筹资除了要支付固定的利息，还要在到期日偿还全部本金。债券的还本付息要求增加了医院的财务压力。医院必须提前准备相应的资金，以便满足支付的需要。如果医院经营状况不佳，医院就会背上沉重的利息负担。

2.限制条件多

债券筹资的限制条件比长期借款、租赁筹资的限制条件要多。这在一定程度上限制了医院对债券筹资方式的使用，严重时还会影响医院今后的筹资能力。

三、租赁

租赁是出租人以收取租金为条件，在契约或合同规定的期限内，将资产租让给承租人使用的一种信用业务。随着经济体制改革的深入，租赁已成为解决医院资金不足而采取的一种筹资方式，大中型医院目前常采用这种筹资方式。租赁筹资方式的优点在于：承租医院可以不先垫支资金，通过租赁形式使用设备后，分期支付租金，租金固定、核算简单。

按租赁性质，租赁可分为经营性租赁和融资租赁两种。经营性租赁又称管理型租赁，是指承租医院只在一定期间内获得某种医疗设备或场地的使用权，租期结束后租赁物件仍要退回出租人。

融资租赁是指医院在租赁某种医疗设备时，委托租赁公司根据医院的要求和选择购入所需设备，再租赁给医院使用，而不是医院向金融机构直接申请贷款来购置设备，即采用长期租赁医疗器械的融物方式来代替融资购买设备。融资租赁是一种采用融物形式的、不可撤销的、完全付清的中长期租赁形式。在融资租赁中拟租赁设备是医院自行选定的特定设备，出租人只负责按承租医院要求融资购买设备，因此与租赁标的物所有权有关的风险、责任和义务几乎全部转移给承租医院。通过融资租赁方式获得国内外的先进医疗设备，可以使医院在支付少量资金的同时加快医院医疗设备的配置与更新，以提高医院的医疗服务质量，有助于医院快速形成并提升其市场竞争力。

四、商业信用

商业信用是指医院在采购药品、材料中以延期支付货款的方式赊购药品材料。商业信用是由商品交易中钱与货在时间上的分离而产生的。商业信用的形式分为两种：先取货后付款，先付款后取货。目前医院大多选用前一种方式，同时在收治病人时，又采取预收医疗费的办法。

商业信用是一种比较常见的短期筹资方式，其使用方便，属于一种自发性的筹资，不需要办理手续，对筹资的限制条件也较少，而且一般情况下没有筹资成本。但是商业信用还是存在一定的不足，主要是商业信用的时间一般较短，不利于医院对资本的统筹运用，如果运用不当则会导致医院信用地位和信用等级的下降，进而还可能影响医院资金的正常运转。

第五节　杠杆效应

一、杠杆效应的含义

财务管理中的杠杆效应表现为：由于特定费用的存在而导致的，当某一财务变量以较小幅度变动时，另一相关变量会以较大幅度变动。认识杠杆效应，可以使医院合理规避风险，提高财务管理水平。财务管理中的杠杆效应有三种形式，即经营杠杆、财务杠杆和复合杠杆，在叙述这些杠杆效应的形式之前，必须先了解成本习性与边际贡献等相关问题。

二、成本习性、边际贡献与息税前利润

（一）成本习性及其分类

成本习性是指成本总额与业务收入在数量上的依存关系。根据成本习性对成本分类，为正确进行财务预测和财务决策提供了重要依据。按成本习性分类可以把全部成本分为固定成本、变动成本和混合成本三类。

1.固定成本

固定成本是指在一定时期和一定业务收入范围内不随业务量的变动发生任何变动的那一部分成本，这些成本费用每期均保持基本相同的水平。正是由于这些成本费用是固定不变的，因此，随着业务收入的增加，意味着它将分配给更多的业务量，也就是单位固定成本将随着业务量的增加而逐步变小。固定成本还可细分为约束性固定成本和酌量性固定成本两类。约束性固定成本是医院维持一定的业务收入必须负担的最低成本；酌量性固定成本是由医院运营方针确定的在一定时期内的成本，酌量性固定成本随着医院运营方针的改变而改变。

固定成本总额只是在一定时期和一定业务范围内保持不变，这里的一定范围，就是所谓的相关范围。超过相关范围，固定成本也会发生变化。因此，在讨论固定成本时必须与一定时期、一定范围相联系起来进行分析。从相对较长的时期来看，没有绝对不变的固定成本。

2.变动成本

变动成本是指其总额随业务量的变化而变化的那一部分成本。与固定成本相同，变动成本也是研究"相关范围"问题，只有在一定范围内，业务量和成本才能完全成同比例变化，呈完全的线性关系，超过一定范围，这种关系就不成立。

3.混合成本

有些成本虽然也随着业务量的变动而变动，但不成同比例变动，这样就不能将其简单地归入固定成本或变动成本，这类成本就是混合成本。混合成本依据其与业务量的关系分为半变动成本和半固定成本。半变动成本是混合成本的基本类型，它通常有一定的初始量，类似固定成本，在这个初始量的基础上随业务量的增加而增长，又类似变动成本。

半固定成本是随着业务量的变化而呈现阶梯形变化，业务量在一定限度内，这种成本不发生变化，当业务量变化到一定限度时，成本就变化到一个新的水平。

（二）边际贡献及其计算

边际贡献是指业务收入减去变动成本后的差额。其计算公式为

$$M=px-bx=(p-b)x=m\times x \tag{4-2}$$

式中，M 为边际贡献；p 为业务量单价；b 为单位变动成本；x 为业务量；m 为单位边际贡献。

（三）息税前利润及其计算

息税前利润及其计算是指支付利息和交纳所得税之前的利润。成本按习性分类后，息税前利润计算公式为

$$EBIT = px - bx - a = (p-b)x - a \qquad (4-3)$$

式中，$EBIT$ 为息税前利润；a 为固定成本。

三、经营杠杆及其计算

（一）经营杠杆的概念

在其他因素不变时，业务量的增加虽不会改变固定成本总额，但会降低单位固定成本，从而提高单位利润。反之，业务量的减少会提高单位固定成本，降低单位利润。如果剔除固定成本，所有成本都是变动的，那么边际贡献就是息税前利润，此时息税前利润变动率同业务量变动率完全一致，这种由于固定成本的存在而导致息税前利润大于业务量变动的杠杆效应，就是经营杠杆。

（二）经营杠杆的计算

只要存在固定成本，就存在经营杠杆效应的作用。为此，需要对经营杠杆进行计算。对经营杠杆的计算最常用的指标是经营杠杆系数或经营杠杆度。所谓的经营杠杆系数是指息税前利润变动率相当于业务量变动率的倍数。其计算公式为

$$经营杠杆系数 = \frac{息税前利润变动率}{业务量变动率} \qquad (4-4)$$

$$DOL = \frac{\Delta EBIT / EBIT}{\Delta(px) / px} = \frac{\Delta EBIT / EBIT}{\Delta x / x}$$

式中，DOL 为经营杠杆系数；$EBIT$ 为变动前的息税前利润；$\Delta EBIT$ 为息税前利润的变动额；px 为变动前的业务收入；$\Delta(px)$ 为业务收入的变动额；x 为变动前的业务量；Δx 为业务量的变动额。

（三）经营杠杆与经营风险的关系

引起经营风险的主要原因是时常需求和成本等因素的不确定性，虽然经营杠杆系数本身不是经营风险的根源，但医院经营风险的大小和经营杠杆系数有着重要关系。

四、财务杠杆及其计算

所谓财务杠杆，是指筹资债务的利息通常都是固定不变的，当息税前利润增大时，单位盈余所负担的固定财务费用相对减少；反之，当息税前利润减少时，单位盈余所负担的固定财务费用相对增加。

与经营杠杆作用的表示方法类似，财务杠杆作用的大小通常用财务杠杆系数加以衡量。财务杠杆系数越大，财务杠杆作用越明显，财务风险就越大；反之亦然。

财务杠杆系数的计算公式为

$$财务杠杆系数 = \frac{息税前利润}{息税前利润 - 利息}$$

$$DFL = \frac{EBIT}{EBIT - I}$$

$$或 DFL = \frac{\Delta EPS / EPS}{\Delta EBIT / EBIT} \tag{4-5}$$

式中，I 为债务利息；ΔEPS 为单位利润变动额；EPS 为基期单位利润。

医院负债比率是可以人为控制的，医院可以通过合理安排资本结构，适度负债，使用财务杠杆利益抵消风险增大所带来的不利影响。

五、总杠杆系数（复合杠杆系数）

经营杠杆通过扩大业务量影响息税前盈余，而财务杠杆则是通过扩大息税前盈余影响收益。

若两种杠杆同时起作用，那么业务量的微小变动都会使单位收益产生很大的变动。这两种杠杆的连锁作用就是总杠杆作用。总杠杆作用的程度，可用总杠杆系数 DTL 来表示和计算。

$$DTL = DIL \times DFL \tag{4-6}$$

总杠杆的作用在于能够估计出业务量的变动对单位收益造成的影响；再则，它能看出经营杠杆与财务杠杆之间的相互关系，可以使医院在考虑各种相关的具体因素后，正确灵活地利用两杠杆间的关系作出抉择。

财务风险是指医院为取得财务杠杆利益而利用负债资金时，增加了医院的财务风险。医院为了取得财务杠杆利益，就要增加负债，一旦出现息税前利润下降至不足以补偿固定利息支出的情况，医院的单位收益就会下降。利用财务杠杆只能加大医院财务风险，而不能取得财务杠杆利益。这就是说，医院利用财务杠杆，可能会产生好的效果，也可能产生不利影响。

六、复合杠杆

由于存在固定的业务经营成本，产生生产经营杠杆效应，使得息税前利润的变动率大于业务量的变动率；同样，由于存在固定财务费用，产生财务杠杆效应，使得利润的变动率大于息税前利润的变动率。这种由于固定生产经营成本和固定财务费用的共同存在而导致的利润变动大于业务量变动的杠杆效应就是复合杠杆。对复合杠杆进行计量的最常用指标是复合杠杆系数。复合杠杆系数是指利润变动率相对于业务量变动率的倍数。

第六节　资金成本和资金结构

一、资金成本概述

医院在筹资过程中，必须考虑筹资成本。由于各种筹资方式不同，其筹资成本也存在差异，因此，为实现财务管理目标，提高筹资效益，医院应选择那些筹资成本（也称资金成本）相对较低的筹资方式。

资金成本是医院为筹集和使用资金而付出的代价。广义资金成本指医院筹集和使用任何资金，无论短期还是长期资金，都要付出代价。狭义资金成本仅指筹集和使用长期资金的成本。

资金成本由资金筹集费和资金占用费两部分构成。资金筹集费是指医院在筹资过程中为获得资本而付出的各项费用，如资信评估费、公证费等。资金占用费是指医院在医疗卫生活动和经营活动中，因使用资金而支付的费用，如银行贷款利息等。相对而言，资金占用费是筹资单位经常发生的，而资金筹集费用通常在筹集资金时一次性发生，所以在计算资金成本时可以作为筹资金额的一项扣除。资金成本通用计算公式为

$$资金成本 = \frac{每年的占用费}{筹资数额 - 筹资费用} \tag{4-7}$$

资金成本有多种计量形式。在比较各种筹资方式时，通常使用个别资金成本；在进行资金结构决策时多采用加权平均资金成本；在进行追加筹资决策时，则使用边际资金成本。

资金成本是财务管理中的一个重要方面，首先，资金成本是医院的投资人（政府、金融机构等）对投入医院的资本所期望的收益率；再则，资金成本是构成投资项目的机会成本。在目前市场经济环境下，资金成本的理念已广泛应用于各行业财务管理的诸多方面。对于医院筹资而言，资金成本是选择资金来源和确定筹资方案的重要依据，医院力求选择资金成本最低的筹资方式。

对于医院投资而言，资金成本是评价投资项目、决定投资取舍的重要标准。资金成本还可以作为衡量医院经营成果的尺度，经营利润率应高于资金成本，否则表明医院投资业绩欠佳。

从价值属性看，资金成本的作用属于投资收益的再分配，归于利润范畴；从支付基础看，资金成本的作用属于资金使用的成本，在会计上称为财务费用；从计算与应用价值看，资金成本的作用属于预测成本。资金成本对于医院筹资和投资管理具有十分重要的作用。资金成本是比较筹资方式、选择追加筹资方案的依据。医院筹集长期资金有多种方式可供选择，它们的筹资费用与使用费用各不相同，按成本高低进行排列，从中选出成本较低的筹资方式。资金成本是评价投资项目、比较投资方案和追加投资决策的主要经济标准。它是医院项目投资的"最低收益率"，也是判定项目可行性的"取舍率"。一般说来，项目的投资收益率只有大于其资金成本率，才是经济合理；否则投资项目不可行。

在市场经济环境中，多方面的综合因素决定着医院资金成本的高低，这些因

素主要有：总体经济环境、医院内部的经营和融资状况、融资规模、证券市场条件等。

总体经济环境决定了整个社会经济中资金的供需，以及预期通货膨胀的水平。总体经济环境变化的影响，反映在无风险报酬率上。具体而言，如果整个经济环境活跃，医疗卫生服务市场需求增大，而供给没有相应增加，医疗市场投资回报率将相应增高，投资者为追求高回报将会把资金转向这一市场，因而造成资本供给增加，医院有更多的融资和选择机会，从而使医院的资金成本下降。反之，当医疗卫生服务市场需求萎缩，而供给没有相应减少，就会造成投资者减少资本供给，使医院融资成本增加。如果预期通货膨胀水平上升、购买力下降，投资者会提高收益率来补偿预期通货膨胀带来的投资损失，从而导致医院资金成本增高。

医院内部的经营和融资状况，是指经营风险和财务风险的大小。经营风险是医院投资决策的结果，财务风险是医院筹资决策的结果。如果医院的经营风险和财务风险较大，投资者便会有较高的投资收益要求。融资规模是影响医院资金成本的另一个因素。医院的融资规模大、资金需求量大，资金成本必然较高。如医院融资额较大，其资金筹集费和资金占用费都会上升，由此增加医院的资金成本。

二、个别资金成本

个别资金成本是指使用各种长期资金的成本。这种成本又可细分为长期借款成本、盈余留成成本、债券成本和股票成本。长期借款成本和债券成本为债务资金成本；盈余留成成本和股票成本是权益资金成本。本节着重对长期借款成本和盈余留成成本加以讨论。

（一）长期借款成本

长期借款成本指借款利息和筹资费用。借款利息计入税前成本，可以起到合理避税的作用。

所以，一次性还本、分期付息借款的成本计算为

$$K_1 = \frac{I_1(1-T)}{L_1(1-F_1)} \text{ 或} K_1 = \frac{R_1(1-T)}{(1-F_1)}$$

(4-8)

式中，K_1 为长期借款成本；I_1 为长期借款年利息；T 为税率；L_1 为借款本金；F_1

为长期借款筹资费率；R_1 为长期借款利率。

（二）盈余留成成本

一般来说，医院可能用盈余留成作再投资以扩大医院服务能力或投资于其他资本市场，或在债券市场投资，或存入银行获得利息，再投资于医院内部是期望从中获得更高的收益，这一期望收益即盈余留成的机会收益，则构成了医院留存收益的资金成本。盈余留成成本是一种机会成本。

三、加权平均资金成本

由于受多种因素和资金来源多样化的影响，医院筹资不可能只局限于单一的筹资方式，往往是通过多种方式筹集所需的资金。为进行筹资决策，就必须确定全部长期资金的总成本，这就是加权平均资金成本。其计算公式为：

$$K_W = \sum_{j-1}^{n} K_j W_j \qquad (4\text{-}9)$$

式中，K_W 为加权平均资金成本；K_j 为第 j 种个别资金成本；W_j 为第 j 种个别资金占全部资金的权数。

四、边际资金成本

医院在筹资时，不可能以一定资金成本筹集无限的资金，当其筹集的资金超过一定程度时，原来的资金成本将会增加。在追加筹资时，医院需要预测筹资额达到什么数额时便会引起资金成本怎样的变化，这就是边际资金成本。

边际资金成本的计算相似于加权平均资金成本的计算。通常计算边际资金成本时，首先要计算筹资突破点。

$$\text{筹资突破点} = \frac{\text{可用某一种特定成本筹集到的某种资金额}}{\text{该种资金在资金结构中所占的比重}} \qquad (4\text{-}10)$$

五、资金结构

在医院筹资管理过程中，采用适当的方法来确定最佳资本结构，是筹资管理的主要任务之一。

（一）资金结构概述

资金结构是指医院各种长期资金筹集来源的结构和比例关系。由于短期资金的筹集和需求经常变化，而且在整个总量中比例不稳定，因此，一般不列入资金结构管理范畴，而是作为营运资金管理。

资本结构是医院筹资决策的核心问题，医院应综合考虑有关影响因素，运用适当的方法，确定最佳资本结构，并在以后追加筹资中继续保持。医院现有资金结构不合理，应通过筹资活动进行调整，使之趋于合理化。资金结构是由医院采取各种筹资渠道筹集资金形成的，各种筹资方式不同的组合类型决定了其资金结构和变化。

医院筹资方式很多，但总的来看分为负债资金和权益资金，资金结构问题通常是指负债资金占全部资金的比例问题。

（二）资金结构中负债的含义

在医院资金结构中，合理利用负债资金，有利于医院的运营和发展。医院利用负债资金必须定期支付利息并按时还本，因此投资者风险较小，负债筹资利率一般低于债券和股票利率。加之债务利息是从息税前利润支付，可以减少计税基数。这些因素使得负债资金成本低于权益资金成本。所以在一定时期内适当增加负债筹资，会降低医院加权平均资金成本。无论医院收益多少，负债资金成本通常固定不变。因此，在医院病源增加、收益增长幅度较大时，适当利用负债资金，充分发挥财务杠杆的作用，增加医院利润，从而加快医院的发展。同样，在医院病源不足、收益下降时，增加负债资金势必增加固定费用，使医院利润下降，这一风险也是负债资金带来的。

（三）最优资金结构

资本结构是医院筹资决策的核心问题，医院应综合考虑有关影响因素，运用适当的方法，确定最佳资本结构，并在以后追加筹资中继续保持。医院现有资金结构不合理，应通过筹资活动进行调整，使之趋于合理化。最佳资本结构是指医院在一定时期内，使加权平均资本成本最低、医院价值最大时的资本结构。它有三个判断标准：有利于最大限度地增加医院财富，能使价值最大化；加权平均资本成本最低；资产保持适宜的流动，并使资本结构具有弹性。其中，加权平均资本成本最低是其主要标准。

　　医院在筹资时，必须要高度重视对筹资风险的控制，尽可能选择风险较小的筹资方式。医院高额负债，必然要承受偿还的高风险。在医院筹资过程中，选择不同的筹资方式和筹资条件，医院所承受的风险大不一样。比如，医院采用变动利率计息的方式贷款筹资时，如果市场利率上升，则医院需要支付的利息额增大，这时医院需要承受市场利率风险。因此，医院筹资时应认真分析市场利率的变化，如果目前市场利率较高，而预测市场利率将呈下降走势，这时医院贷款适宜按浮动利率计息；如果预测市场利率将呈上升趋势，则适宜按固定利率计息，这样既可减少筹资风险，又可降低筹资成本。对各种不同的筹资方式，医院承担的还本付息风险从小到大的顺序一般为：股票筹资、财政筹资、商业筹资、债券筹资、银行筹资。

　　医院为了减少筹资风险，通常可以采取各种筹资方式的合理组合，即制定一个相对更能规避风险的筹资组合策略，同时还要注意不同筹资方式之间的转换能力。比如，对于短期筹资来说，其期限短、风险大，但其转换能力强；而对于长期筹资来说，其风险较小，但与其他筹资方式间的转换能力却较弱。

　　医院在筹措资金时，常常会面临财务上的提高收益与降低风险之间的两难选择。那么，通常该如何进行选择呢？财务杠杆和财务风险是医院在筹措资金时通常要考虑的两个重要问题，而且医院常常会在利用财务杠杆作用与避免财务风险之间处于一种两难处境：医院既要尽力加大债务资本在医院资本总额中的比重，以充分享受财务杠杆利益，又要避免由于债务资本在医院资本总额中所占比重过大而给医院带来相应的财务风险。在进行融资决策与资本结构决策时，医院一般要遵循以下原则：只有当预期普通股利润增加的幅度将超过财务风险增加的幅度时，借债才是有利的。财务风险不仅会影响普通股的利润，还会影响普通股的价格，一般来说，股票的财务风险越大，它在公开市场上的吸引力就越小，其市场价格就越低。因此，医院在进行融资决策时，应当在控制筹资风险与谋求最大收益之间寻求一种均衡，即寻求医院的最佳资本结构。

　　寻求最佳资本结构的具体决策程序是：首先，当一家医院为筹措一笔资金面临几种筹资方案时，医院可以分别计算出各个筹资方案的加权平均资本成本率，然后选择其中加权平均资本成本率最低的一种。其次，被选中的加权平均资本成本率最低的那种筹资方案只是诸种方案中最佳的，并不意味着它已经形成了最佳资本结构，这时，医院要观察投资者对贷出款项的要求、股票市场的价格波动等情况，分析资本结构的合理性，同时医院财务人员可利用一些财务分析方法对资本结构进行更详尽的分析。最后，根据分析结果，在医院进一步的融资决策中改进其资本结构。

（四）比较资金成本法

医院在作出筹资决策前，一般都要先拟定数个备选方案，分别计算每一方案的加权平均资金成本，并根据这一计算来确定资金结构，这种方法就是比较资金成本法。比较资金成本法计算简单、方法易懂；但因所拟方案不可能面面俱到，所以有可能漏掉真正的最佳方案。

（五）因素分析法

在实际中，几乎不可能准确地确定最佳资金结构，因此，管理者在进行资金结构定量分析的同时，还要进行定性分析。定性分析就必须认真考虑影响资金结构的各种因素，并根据这些因素来确定合理的资金结构，这种分析方法是因素分析法。

通常情况下影响医院资金结构的基本因素有：医院业务收入的变化情况、医院产权所有者和管理者对待风险的态度、投资者和医院信用的影响、医院的财务状况、医院的资产结构、医院利率水平的变动趋势。

第五章　医院成本管理决策

第一节　医院成本管理概论

一、医院成本的概念

医院成本的概念是从企业成本概念的基础上发展而来的，是指在医疗服务提供过程中所消耗的物质资料价值（即物化劳动）和必要劳动价值的货币表现总和。物质资料消耗所转移的价值包括房屋、设备、被服及其他固定资产的折旧等劳动资料的价值转移，也包括药品、材料物耗费用等劳动对象的价值转移，还包括医院在提供医疗服务的全过程中进行监督、政策制定等所开支的各项管理费用。活劳动是指医院全体员工的脑力和体力的消耗，活劳动所创造的价值分为两部分：一是用于补偿自身劳动力再生产的必要劳动；二是提供给社会的剩余劳动。因此，已消耗的物化劳动及活劳动中相当于工资费用的必要劳动两部分的货币表现即为医院成本。

二、医院成本管理的意义

（一）促进医院提高竞争力

国际经验表明，一个合理的医疗服务体系应该由以提供门诊服务为主的社区诊所和提供住院治疗为主的专科医院构成，而这些医疗机构是否公立并不重要。基于上述判断，本书认为，医疗服务体系改革的关键是全方位放松医疗机构准入管制，同时在政事分开的原则下实行医疗机构法人化，以及部分公立医疗机构民营化。这项改革实施后，医院之间应该只有规模大小、服务领域、服务水平的差别，不再有行政级别上的高低之分。有专家指出，我国公立医院的改革应当避免将"管办分离"局限在两个政府机构之间。他们认为，新医改的正确方向应当是一方面实现公立医院的企业化管理，使其享有经营管理的充分自主权，提高经营效率；另一方面则需要大力加强政府和民间组织的监管力度，使公立医院能够满足患者和社会的需要。无论是从利他主义角度出发，还是从社会正义角度出发，政府对医疗部门的干预都出于促进社会公平的目的，医疗卫生的公益性并不必然只能由公立机构（医疗机构和医疗保险机构）来实现。理论分析以及世界各国的实践均已表明，只要有健全的体制和政府监管，公立机构和私立机构都可以实现社会公益目标，公立机构并不比私立机构具有必然的优越性。有些学者通过研究证实了，民营营利性医院进入医疗服务市场后，有效降低了卫生部门综合医院的人均门诊费用和住院费用，营利性医院和非营利医院的竞争降低了住院费用，提高了门诊质量。这说明在我国医疗服务这一特殊市场中，竞争同样能起到降低成本的作用。因此，理论和实证经验都为鼓励社会资本创办医疗机构相关优惠政策的不断出台提供了强有力的支持。可以预见，在外部医疗市场上公立医院面临着民营医院、外资医院的竞争，在内部管理上公立医院面临着管理体制、运行机制的改革压力。

公益性质决定了公立医院战略目标的多元化，其参与市场竞争的目的主要是在提供医疗服务的同时，获取自身的消耗补偿，而不是追求利润最大化。公立医院实行政府指导价格，没有根据自身运营策略确定价格的权利，因而无法得到价格的差异回报，也不能通过价格差异吸引和区别目标患者，市场性竞争手段受限。主管部门应对医疗费用控制、药占比控制的措施和行政性手段也趋于严厉，医院通过患者费用增长手段获得补偿的途径越来越窄。公立医院的公益性和医院定价权的受限性决定了公立医院要么靠技术获胜，要么靠成本获胜，而技术的先进与成本的降低并不矛盾，往往医疗技术的创新可以降低成本，减轻患者的负担。实力相对薄弱的基层公立医院在人才、技术、设备、服务等方面无法形成竞争优势，在群众对收费水平较敏感又难以区分品质的同类市场中，基层公立医院要在与实力雄厚的大医院竞争中求得生存，降低成本是最有效的策略。降低医疗成本不但能取得一定的市场，而且能快速取得经济效益。当然，成本的降低并不是以降低医疗服务质量为前提的，否则盲目降低成本，医院同样会自取灭亡。民营医院具有服务优势，在与公立医院的竞争中能否占领成本优势至关重要。

（二）确定医疗价格的重要依据

医院所提供的医疗服务主要包括住院服务和门诊服务，医疗服务的无形性使医疗服务价格的制定比较复杂。医疗行业作为一种技术密集型和知识密集型的服务行业，除了物质投入外，医疗服务消耗的资源更多的是医务人员的知识。医务人员是医疗技术的主要载体，其医疗行为是医疗服务活动中最积极、最活跃，起主导作用的因素，它决定着医疗过程的技术含量，更是医疗服务成本和医疗服务价格中不可或缺的组成部分。医疗服务的无形性导致了医院无法储存医疗服务，有患者才有医疗服务，并且一旦当医疗服务被患者消费时，其价值也随之消失，无法储存。

医疗服务技术具有以下特点：第一，劳动强度大。医务人员除体力消耗外，其劳动强度特别是脑力消耗强度非常大，尤其是对疑难疾病的诊断和治疗。第二，工作时间长且不规律。医疗服务属于全天候服务，对于急症和重症患者的处理没有上下班之分，有些大型手术往往持续数十个小时。第三，培训周期长，培训成本高，知识更新速度快。医学是最复杂的学科之一，医务人员尤其是医生接受学校教育时间比其他学科长，医学教育需要实践操作，投入成本也很大，从业过程中还要接受继续教育、更新知识。第四，技术风险高，工作压力大。医疗服务的对象是人，对技术和质量的要求很高，但由于疾病的复杂性、个体的差异性、科学发展的局限性等，技术意外在所难免，而这一风险的主要承担者是医务人员。

医疗服务价格不能体现医疗服务劳动的技术价值，而医院为了自身生存和发展，只能通过提供价格超过成本的药品服务和大型医疗设备的诊疗服务来解决补偿不足问题。医院的这种收入结构反映了不同收入来源与价格结构对医院提供各类服务的激励作用及其结果。市场补偿的方式确实在一定程度上促进了医院提供医疗服务的积极性，增加了医院的收入。但同时，由此而带来的不合理的价格结构导致医疗服务提供者在利益机制的驱动下，不适当地推动了有利可图的服务项目的发展，带来供需关系和医疗服务提供结构的扭曲，这也是导致医疗费用不断增长的原因之一，并为药品和医疗设备购买方面的"寻租"行为创造了条件。药品销售利润补偿医院经费不足，同时一些医院大量超前购入大型仪器设备及昂贵的一次性医疗用品，盲目增加项目，其设备成本往往偏高，政府对使用大型设备的新增服务项目定价也高于成本。在山东省的样本中，研究人员发现CT扫描仪和遥控X光机的费用和平均成本比率分别为1.64和1.43，这就刺激了医院扩大业务规模。为了提高设备使用率、增加收入，一些医院人为增加检查项目，诱导患者超范围检查。我国医院对CT扫描仪的利用中16.3%是不必要的，还有一部分是可以用其他收费较低的普通检查来替代而不至于影响诊断质量。

政府卫生支出的逐年增加和药费比重的逐年降低体现了医疗卫生改革的成果，但现有医疗服务价格往往一经形成就多年不变，调整机制仍然僵化，医疗服务价格无法体现医疗服务价值。医疗服务所需的生产要素是市场价格，但服务价格为多年不变的既定价格。医疗服务价格不能适时调整有多种原因，最主要的原因是每次定价过程烦琐或缺乏广泛接受的调价参数。医院医疗收费项目有数千种，哪些该上调，哪些该下降，以及上下调整的幅度到底有多大都需要认真测算，而定价的基础就是准确合理的医疗服务成本。

医疗服务成本是医疗单位为提供医疗服务而支付的各项费用的总和。一方面，医疗服务成本是医疗价格的主要组成部分，是医疗价格构成中最基本、最主要的因素。一般来说，成本的大小在很大程度上反映了医疗服务价值的大小，并同医疗价格的高低成正比。另一方面，医疗服务成本是制定医疗服务价格的最低经济界限。一般情况下，医疗服务的价格应该与其价值大体相符。但由于供求关系的影响，或者为贯彻国家的卫生政策，某些医疗服务项目的价格有计划地偏离其价值，这也是可以的。但无论价格怎样偏离其价值，一般不应使价格低于医疗服务的实际成本。由于医院成本核算未能科学划分核算对象、缺乏统一的归集科目和公开的财务报表，各医院的成本信息不可比。因此，规范医疗服务价格成本构成、划定定价成本的合理开支范围、建立合理的成本开支项目体系、建立健全医院成本核算机制、提高医疗服务定价成本的准确性是形成科学、合理的价格调控与监测体系的基础与保证。

（三）财政补偿机制的基础

2011 年 3 月发布的《中共中央 国务院关于分类推进事业单位改革的指导意见》指出，现有事业单位按照社会功能将划分为承担行政职能的事业单位、从事生产经营活动的事业单位和从事公益服务的事业单位三个类别。对承担行政职能的事业单位，逐步将其行政职能划归行政机构或转为行政机构；对从事生产经营活动的事业单位，逐步将其转为企业；对从事公益服务的事业单位，继续将其保留在事业单位序列，强化其公益属性。根据职责任务、服务对象和资源配置方式等情况，该文件将从事公益服务的事业单位细分为两类：承担义务教育、基础性科研、公共文化、公共卫生及基层的基本医疗服务等基本公益服务的事业单位，不能或不宜由市场配置资源的，划入公益一类；承担高等教育、非营利医疗等公益服务的事业单位，可部分由市场配置资源的事业单位，划入公益二类。目前，事业单位按照拨款方式划分，分为全额拨款、差额拨款、自收自支三类。从事业单位的分类原则可见，公共卫生及基层的基本医疗服务作为公益一类，根据正常业务需要，财政给予经费保障，即享受财政全额拨款；非营利医疗机构作为公益二类，根据财务收支状况，财政给予经费补助，并通过政府购买服务等方式予以支持，即享受财政差额拨款。

目前，我国覆盖城乡的基层医疗卫生服务体系基本建成，2 200 多所县级医院和 3.3 万多个城乡基层医疗卫生机构得到改造完善，中医药服务能力逐步增强，全科医生制度建设开始启动，基本公共卫生服务均等化水平不断提高，10 类国家基本公共卫生服务面向城乡居民免费提供，公立医院改革试点积极推进，围绕政事分开、管办分开、医药分开、营利性和非营利性分开进行体制与机制的创新。作为全国事业单位改革试点省，广东省医疗卫生行业将乡镇医院、社区医院和公立医院区分开，在卫生领域，将乡镇卫生院，城市社区卫生服务机构，职业病防治、疾病预防控制等机构列为公益一类，国家全额财政拨款；公立医院定为公益二类，促进公共医疗机构回归公益性质，财政拨款、自己筹集资金各占一半。

2012 年 3 月，国务院发布的《十二五期间深化医药卫生体制改革规划暨实施方案》指出，"巩固扩大基本医保覆盖面、提高基本医疗保障水平"；"坚持公立医院公益性质，以破除以药补医机制为关键环节"；"坚持公立医院面向城乡居民提供基本医疗卫生服务的主导地位，进一步明确政府举办公立医院的目的和应履行的职责，扭转公立医院逐利行为"；"进一步落实政府对公立医院的基本建设和设备购置、重点学科发展、公共卫生服务、符合国家规定的离退休人员费用和政策性亏损补贴等投入政策"；"将公立医院补偿由服务收费、药品加成收入和财政补助三个渠道改为服务收费和财政补助两个渠道"；"增加的政府投入由中央财政给予一定补助，地方财政要按实际情况调整支出结构，切实加大投入"。

以上政策意味着，政府将会通过增加医疗服务需求方的医保报销比例、增加对医疗服务供给方的财政补助等渠道加大对医疗卫生事业的投入。无论是哪种渠道，政府投入一方面要满足公立医院的正常运转和发展，另一方面要提高资金使用效率，避免不必要的浪费。医院成本主要由药品支出、医用耗材支出、固定资产更新与维护、人员经费、公务费用等组成，公立医院的财政补偿标准应当根据医疗服务价格与服务成本的差距来合理确定。制度化的资金分担与补偿机制是公立医院体现公益性的经济基础，公立医院承担的社会功能和政策性亏损应得到合理足额补偿。但要素价格上涨而医疗服务收费定价偏低造成了医院政策性亏损较大，而医疗收费项目中亏损严重的护理费、治疗费和诊疗费等人员成本投入比重较大的项目，由于无法提供必要的成本信息，政府无法获得公立医院政策性亏损的数据支持，投入方式按"人头"或床位拨款，刺激了人员和床位的增加，财政资金使用效率低下，再加上政府投入有限，过度医疗成为医院赚钱补差的途径，造成看病难、看病贵的社会问题。新医改方案强调，基本医疗服务价格按照扣除财政补助的服务成本制定，体现医疗服务的合理成本和技术劳务价值，因此真实、合理的成本信息是政府制定公立医院财政补助政策的重要依据。

（四）考核医院经营水平和工作绩效的重要指标

成本是资源耗费的综合体现，医院成本反映了医疗服务的社会效益和经济效益。医院成本的核算与分析便于找出低效率的原因，有利于促进医院不断挖掘和充分利用潜在力量，合理使用医院现有资源，达到降低成本、提高服务质量、向管理要效益的目的。医院自身的经营成果要通过收支相抵后的结余来体现，结余水平高，在一定程度上表明医院结余管理好，医院自身发展、自我更新能力强。分析成本核算提供的成本计划指标和实际完成情况的数据资料，也可以为绩效考核提供重要依据。

第二节　医院成本预测

一、医院成本预测的含义

成本预测是经济预测的一种方法，是根据历史成本资料和有关经济信息，在认真分析当前各种技术经济条件、外界环境变化及可能采取的管理措施基础上，对未来成本水平及其发展趋势所做的定量描述和逻辑推断。成本预测既是成本管理工作的起点，也是成本事前控制成败的关键，合理有效的成本决策方案和先进的成本计划都必须建立在科学严谨的成本预测之上。通过对不同决策方案中成本水平进行测算和比较，决策者可以从提高经济效益的角度，为医院选择最优成本决策和制订先进的成本计划提供依据。成本预测和成本决策都属于成本事前控制的范畴，前者主要是对成本发展趋势的预见，回答"是什么"的问题，后者主要是对成本管理方案的选择，解决"怎么办"的问题。

医院成本预测可以减少医院经营管理的盲目性，提高降低成本费用的自觉性，充分挖掘降低成本费用的潜力，为医院成本决策提供足够多的可供选择的方案，保证决策的准确性，为医院成本控制、成本分析和考核提供正确的依据，保证成本控制的合理性和成本分析、考核的正确性。

二、医院成本预测的内容

医院成本预测涉及医院规划、医疗技术等各个方面，一般而言，凡是投入资金并发生相应成本耗费的医疗服务活动和非医疗服务活动都会涉及成本预测问题。按医院成本预测类型和时间长短划分，成本预测主要包括短期成本预测和中长期成本预测。其中，短期成本预测内容比较单一，主要解决在日常经营管理中如何有效控制资源耗费，而中长期成本预测涉及医院的经营规划，时间较长，主要是对方案或项目的可行性进行预测。医院的经营项目主要指医院新建、扩建、改建和其他重大投资项目，这类项目投资大、回收期长，不确定性大、风险大，往往要结合医疗行业发展趋势、货币时间价值等方面进行预测，同时对投产后的成本效益进行预测。

三、医院成本预测的指导思想和原则

（一）医院成本预测的指导思想

医院成本预测是成本管理的关键环节，需要树立正确的指导思想：一是要以提高经济效益为原则，立足于用尽可能少的资源消耗获得尽可能多、尽可能好的医疗服务；二是要坚持勤俭节约的原则，精打细算，深挖内部潜力，寻求降低成本的途径；三是要全面预测分析，讲科学，采用正确的方法，杜绝瞎估计。

（二）医院成本预测的原则

医院成本预测要遵循以下几项基本原则。

1. 充分性原则

由于成本预测有一定的假设，为了保证预测结果与实际情况相吻合，提高预测的准确性，在进行成本预测时必须充分考虑医院提供医疗服务过程中涉及的各方面因素及可能遇见的多种情况，分析评价各因素的内在联系和对成本的影响。通过对它们的变动趋势及性质做合理的分析和取舍，建立实用的成本预测模型，并结合成本管理人员长期积累的实践经验，得出预测结果。

2. 相关性原则

预测结果的准确性在很大程度上取决于所选择的因素与成本之间的相关性。在进行成本预测时，有时所选的因素与成本有明显的因果关系，相关性较强，有时成本受众多因素的影响，并无明显相关因素。前者较适合采用因素分析等方法预测，后者一般采用趋势分析法预测。

3. 时间性原则

医院成本预测是在某一特定时点做出的,不同的时间范围有不同的预测内容,适用于不同的方法,其取得的结果也不一样,如月度、季度、年度、三年、五年预测。预测期越短,定量预测的精确度越高;预测期越长,精确度越差。因此,短期成本预测可以比较具体,采用的预测模型可以简单些,考虑的因素可以少些。长期成本预测一般不可能很具体,需要采用复杂的模型和多种预测方法,考虑因素也较多。

4. 客观性原则

成本预测的结果正确与否,主要取决于所依据的统计资料是否完整准确。在进行成本预测之前,必须广泛搜集客观准确的成本资料信息,并进行认真的审查和必要的处理,尽可能排除统计资料中那些偶然因素对成本的影响,保证资料具有连续性、全面性和一般性,以真正反映成本变动的一般规律。

5. 效益性原则

进行成本预测需要花费一定的人力、物力、财力,只要预测可能取得的相关收益比预测本身所花费的代价大,预测就有必要进行;但若预测付出的代价大于可能获得的收益,则预测就没有必要进行。

四、医院成本预测的程序与方法

首先,医院成本预测要对预测对象进行充分的调查研究,制订成本预测计划,收集成本预测对象的历史资料及预测所需的其他资料;其次,采用科学的方法和手段建立预测模型,其中短期成本预测考虑的影响因素较少,预测模型较简单,中长期成本预测考虑的影响因素较多,应采用多种预测模型和方法;最后,分析评价模型预测的结果,根据预测分析结论再作出预测报告,确定目标成本,作为编制成本计划、进行成本控制的依据。医院成本预测不仅需要掌握一定的数学、统计和计算机技术,还需要医院成本管理人员具备一定的医疗常识和敏锐的观察判断能力。一般来讲,成本预测的方法包括定性预测和定量预测两大类。

(一)定性预测方法

调查研究判断法是一种常用的定性预测方法,它是通过对事物历史与现状的调查了解，查阅有关资料和咨询专业人员，结合经验教训，对事物发展方向和可能程度作出推断的方法。"德尔菲法"就是一种调查研究判断法，该方法采用匿名发表意见的方式，即专家之间不得互相讨论，不发生横向联系，只能与调查人员发生关系，通过多轮次调查专家对问卷所提问题的看法，经过反复征询、归纳、修改，最后汇总成专家基本一致的看法，作为预测的结果。

调查研究判断法具有广泛的代表性，较为可靠。这种方法的优点主要是简便易行，具有一定的科学性和实用性，可以较快收到专家发表的意见，参加者也易接受结论。但调查研究判断法也存在着很大的局限性，这主要表现在：第一，用于定量预测，其结果欠精确；第二，容易受心理、情绪变化的影响，产生主观片面性。

（二）定量预测方法

定量预测方法是利用历史成本统计资料，以及成本与影响因素之间的数量关系，通过一定的数学模型来推测、计算未来成本的可能结果，主要包括高低点法和线性回归预测模型。

1. 高低点法

医院成本与业务量的关系可用一元线性模型表示：

$$y = a + bx \tag{5-1}$$

式中，y 为医院成本，x 为业务量，a 为固定成本，b 为单位变动成本。在这个模型中，只要求出常数 a 和斜率 b，就可以用来预测某一业务量下的医院或科室成本。

高低点法就是以历史资料中业务量最高和最低两个时点的医院成本为依据，计算出 a 和 b，利用 $y = a + bx$ 推断出预计业务量下的总成本和单位变动成本。它是一种最简便的预测方法，适用于在医院或科室成本变动趋势较为稳定的情况下预测未来成本的发展趋势，若各期的医院或科室成本变动幅度较大则不宜采用该方法进行预测。还需注意，历史资料的选用时间不宜过长或过短。时间过长的资料会失去可比性，时间过短则不能反映出成本变化趋势；历史资料中由于特殊原因发生的某些成本金额较大的偶然成本数据应予以剔除。

高低点法的计算步骤如下：

第一步，将最高业务量下的总成本和最低业务量下的总成本进行比较来确定 b，计算公式为 b=（最高点成本－最低点成本）÷（最高点业务量－最低点业务量）。

第二步，将最高点成本（或最低点成本）、最高点业务量（或最低点业务量）b 代入 $y=a+bx$，求出 a。

第三步，将预计业务量及 a、b 代入 $y=a+bx$，计算出预计业务量下的医院成本。

2. 线性回归预测模型

医院成本是一个综合性价值指标，它与许多指标有着密切的内在联系。例如，住院成本会受到床位数、病床周转次数、平均住院天数、病床使用率、手术人次数、病种类型等多种因素的影响，因此进行成本预测需全面考虑医疗服务过程中的多方面因素，从中选择几个有代表性的主要影响因素，建立相应的因果关系成本预测模型。因果关系成本预测模型是建立成本 y 与影响因素 x 之间的某种函数关系 $y=f(x)$，公式中 x 表示影响因素的集合，利用收集的统计资料，对函数 $y=f(x)$ 中的参数进行估计和统计检验，从而得到与统计资料发展趋势大体相符的成本预测模型。

在经济预测工作中广泛采用的回归预测法就是一种从事物变化的因果关系出发进行预测的数学模型，是通过分析自变量与因变量之间的关系，根据自变量数值的变化，预测因变量数值变化的一种方法。根据影响因素的数量，线性回归模型可以分为一元线性回归模型和多元线性回归模型。

一元线性回归模型反映一个因变量与一个自变量之间的线性关系。利用一元线性回归分析法时，首先要确定自变量 x 与因变量 y 之间是否线性相关及两者之间的相关程度，判别的方法主要有散布图法与相关系数法。所谓散布图法，就是将有关的数据绘制成散布图，然后依据散布图的分布情况判断 x 与 y 之间是否存在线性关系；所谓相关系数法，就是通过计算相关系数 r 判别 x 与 y 之间的关系。相关系数可按下列公式进行计算：

$$r = \frac{\sum x_i y_i - n\overline{xy}}{\sqrt{\left[\sum x_i^2 - n\ (\overline{x})^2\right]\left[\sum y_i^2 - n\ (\overline{y})^2\right]}} \tag{5-2}$$

相关系数相关性标准如表 5-1 所示。

表 5-1　相关系数相关性标准

相关系数的数值	$\lvert r \rvert > 0.7$	$0.3 < \lvert r \rvert < 0.7$	$\lvert r \rvert < 0.3$	$\lvert r \rvert = 0$
因变量与自变量的关系	强相关	显著相关	弱相关	不相关

其中，x 为自变量，a、b 为回归系数。

根据最小二乘法原理确认因变量与自变量之间存在线性关系之后，便可建立线性回归方程 $y = a + bx$。式中，y 为因变，可得到 a、b 的计算公式如公式如下：

$$a = \frac{\sum y}{n} - b\frac{\sum x}{n} \tag{5-3}$$

$$b = \frac{n\sum xy - \sum x \sum y}{n\sum x^2 - (\sum x)^2} \tag{5-4}$$

第三节　医院成本决策方法

一、成本决策的含义

成本决策是指为了实现成本管理的预定目标，通过大量的调查预测，根据有用的信息和可靠的数据，并充分考虑客观的可能性，在进行正确的计算与判断的基础上，从各种形成成本的备选方案中选定一个最佳方案的管理活动。医院成本决策必须研究各种方案的必要性、可行性与效果，用数据作为科学判断的依据。

成本决策首先要确定成本决策目标，然后搜集相关信息资料，提出各种可供选择的成本决策方案，并对各方案进行成本预测，在对各个可供选择的成本决策方案进行充分论证、全面详细地计算分析和评价的基础上，筛选出最优成本决策方案。在执行成本决策的过程中需要进行信息反馈，及时修正成本决策方案。成本决策可分为短期经营决策和中长期经营决策，中长期经营决策又可以称为"资本投资决策"。

二、短期经营决策

（一）存货管理中的决策分析

1. 存货管理的意义

医院存货包括库存物资和在加工物资，其中库存物资的成本是医院为开展医疗服务及其辅助活动而储存的药品、卫生材料、低值易耗品和其他材料的实际成本，在加工物资的成本是医院自制或委托外单位加工的各种药品、卫生材料等物资的实际成本。一方面，储存必要的材料物资可以保证医疗服务活动的正常运行，整批购买在价格上也有优惠，可以降低采购成本；另一方面，由于消耗材料品种庞杂、数量繁多，而库房容量有限，这就使得凭主观决定订货数量、订货日期的传统工作方式难免导致供求矛盾。供大于求，则卫生材料积压造成资金滞留，卫生材料品质下降，并且会增加包括仓储费、保险费、维护费、管理人员工资在内的各项开支；供不应求，则直接影响临床一线的正常运转，使经济效益与社会效益蒙受损失。因此，存货管理的目标就是尽力在各种存货成本与存货收益之间作出权衡，对卫生消耗材料进行科学的定量预测，达到两者的最佳结合，这也是供应科管理人员面临的一项重要难题。

2. 存货的经济批量模型

存货管理涉及采购成本、订货成本、储存成本、缺货成本等概念。其中，采购成本是指为采购存货而发生的成本，由买价、运杂费、相关税金等构成。采购成本的高低主要取决于采购数量与采购单价，一定时期的采购数量是相对固定的，因此采购成本主要受采购单价的影响。而影响采购单价的因素中，除了不同的供应商可能会产生价格竞争以外，采购批量的大小也可能会成为一项影响因素。订货成本是指为订购存货而发生的成本，如为取得订单而发生的办公费、差旅费、邮寄费、电话费等支出。订货成本一般与订货的数量无关，而与订货的次数有关。每次的订货成本是一笔固定费用。在一定时期和一定需求总量下，订货次数多，订货总成本就高；而订货次数少，订货总成本就低。医院要想降低订货成本，就应该大批量采购，以减少订货次数。储存成本，是指在存货储备过程中发生的仓储费、保险费、破损变质损失、占用资金所支付的利息等。储存成本与存货的储备量有关，而与订货次数无关，在一定时期内，储存成本总额等于平均存货量乘以单位储存成本。医院要想降低储存成本，则需要小批量采购，以减少储存数量。缺货成本表现为紧急外购成本（紧急额外购入存货的开支往往会大于正常采购的开支），缺货成本与储存数量有关，储存数量大，缺货成本就低，而储存数量小，缺货成本发生的可能性就大。企业要想降低缺货成本就应该大批量采购，增加储存数量。存货的上述四种成本与订购批量之间存在关系：采购成本、订货成本、缺货成本与订购批量成反比，储存成本与订购批量则成正比。具体而言，在一定时期、一定需求总量的前提下，每次订购量大，则单价低、订购次数少、存货储备多，因而采购成本、订货成本和缺货成本就低；但每次订购量大，储备存货多，储存成本就高。反之，每次订购量小，则储存成本降低，而采购成本、订货成本、缺货成本则上升。存货决策目标就是要寻找总成本最低的订购批量，即经济批量。

（1）经济批量的确定。

为了方便计算，先设定有关符号如下：

TC 为全年存货总成本；

D 为全年需要量；

U 为单价；

Q 为每批订货量；

K 为每次订货成本；

Kc 为单位储存成本；

TCs 为缺货成本。

存货总成本的计算为：

$$TC = DU + D/Q \times K + Q/2 \times Kc + TCs \tag{5-5}$$

式中，D/Q 为订购次数；$Q/2$ 为平均储存量。

与存货总成本有关的变量有很多，为了解决比较复杂的问题，有必要简化或舍弃一些变量。

这里先研究解决简单的问题，然后再扩展到复杂的问题。确定经济批量需要设立以下假设条件：

第一，需求量确定并稳定，即 D 为已知常量；第二，存货单价不变，不考虑现金折扣，即 U 为已知常量；第三，能及时补充存货，即需要订购时可立即取得存货；第四，能集中到货，而不是陆续入库；第五，不允许缺货，即无缺货成本，TCs 为零。这样，存货总成本的公式如公式如下。

$$TC=DU+D/Q×K+Q/2×Kc \qquad （5-6）$$

当 D、K、Kc 为常数时，TC 的大小取决于 Q，为了求出 TC 的最小值，对其进行求导演算，可得经济批量公式，如公式如下：

$$Q^{*}=\sqrt{\frac{2DK}{cK}} \qquad （5-7）$$

由此还可推导出经济批次公式如下：

$$N=\sqrt{\frac{DKc}{2K}} \qquad （5-8）$$

最低存货总成本公式如下：

$$TC\left(Q^{*}\right)=DU+\sqrt{\frac{DKc}{2K}}×K+\frac{\sqrt{\frac{2DK}{cK}}}{2}×cK=DU+\sqrt{2DKKc} \qquad （5-9）$$

DU 为决策无关成本，所以，最低存货相关总成本公式如下：

$$TC\left(Q^{*}\right)^{*}=\sqrt{\frac{DKc}{2K}}×K+\frac{\sqrt{\frac{2DK}{cK}}}{2}×cK=\sqrt{2DKKc} \qquad （5-10）$$

（2）确定经济订货点。

经济订货量可以使存货建立在经济合理的基础上，但由于医疗服务活动不断进行，存货不断减少，所以医院必须正确确定在什么时候订货才适宜，也就是要确定经济订货点。如果订货过早，会增加存货的储备量，造成物资与资金的积压；如果订货过迟，则存货储备量减少，一旦供货不及时，就会影响生产需要，所以科学合理地确定订货点是存货决策的第二任务。影响订货点的主要因素除上述所说的经济订货量之外，还有正常消耗量、提前期和安全储备量等。正常消耗量是指产品在正常生产过程中预计的每天或每周材料的正常消耗量，提前期是指从提出订货到收到订货的时间间隔。

（二）自制或外购的决策分析

外购可以分享供应商规模化的成本和技术优势，达到降低成本的效果。自制可能会在质量控制上做得更好，达到差异化的效果。这类问题的决策一般可采用差量分析法进行分析，把自制的差别成本与外购的差别成本进行对比，选择成本较低的作为最优方案。这里要注意的是，差别成本是指只对成本增减有影响的成本，因此在无须增加专用固定设备的情况下，自制的差别成本只包括变动成本，不必考虑固定成本。外购的差别成本，一般包括买价、运费、保险费、订货费、验货费等。

（三）保留或削减医疗服务的决策分析

当医院某个部门或项目处于亏损经营，医院会考虑将其歇业。通常认为，关闭亏损部门或项目可以使医院整体结余水平提升。但实际上，亏损部门或项目的歇业仅使与之相关的变动成本减少，但并不影响固定成本。

三、资本投资决策

（一）资本投资中的现金流量分析

医院资本投资决策一般涉及改变或扩大医院的经营能力，往往投资大、回收期长、风险大，对今后较长时期的经营状态有很大影响，同时也可能影响到医院的未来发展，因此资本投资决策是医院重要的决策之一，管理人员必须全面分析各种资本投资方案，做好可行性研究。现金流量是评价资本投资项目可行性的主要依据和信息，估计投资项目的预期现金流量是投资决策的首要环节，也是分析投资方案时最重要、最困难的步骤。

1. 现金流量的含义

投资决策中的现金流量是指一个项目引起的现金收入和现金支出增加的数量。这里的现金是广义的现金，不仅包括各种货币资金，而且还包括需要投入项目的非货币资源的变现价值。例如，一个项目要使用医院原有的医疗设备等，则相关的现金流量是指它们的变现价值，而不是账面价值。需要注意的是，这里的现金流量与医院会计制度中现金流量表所使用的现金流量相比，无论是计算口径还是具体内容都可能存在较大差异，不能混为一谈。一个投资项目的现金流量涉及现金流入量、现金流出量和现金净流量三个基本概念。其中，现金流入量是指投资项目在整个投资和回收过程中发生的各项现金收入；现金流出量是指投资项目在整个投资和回收过程中发生的各项现金支出；净现金流量是指一定时期内某投资项目现金流入量和现金流出量的差额，其计算公式为

$$现金净流量 = 现金流入量 - 现金流出量 \qquad (5\text{-}11)$$

2. 现金流量的构成

结合有关现金流量的基本概念，一个资本投资项目的现金流量一般由以下三部分构成。

（1）初始现金流量。

初始现金流量是指开始投资时发生的现金流量，主要包括固定资产投资、垫支在流动资产上的投资、其他投资费用和原有固定资产的变价收入。其中，固定资产投资反映了项目按拟建规模、建设内容、项目功能进行建设所需的建筑工程费用、设备购置费、安装工程费、工程建设费等，该投资可能是一次性支出，也可能是分几次支出。资本投资项目除了在筹建阶段会发生大量固定资产投资支出外，通常还需垫支一部分流动资产，这些资金一经投入便在整个投资期限内围绕着医院的经营活动进行周而复始的循环周转，直至项目终结时才能收回，还可能会产生与资本投资有关的职工培训费、谈判费等其他投资费用。固定资产更新时原有固定资产变卖所得的收入是原有固定资产的变价收入。

（2）营业现金流量。

营业现金流量是指投资项目投入使用后在其寿命周期内由于医疗服务所带来的现金流入量和现金流出量，这种现金流量一般按年度进行计算。这里的现金流入一般是指营业现金流入，现金流出是指营业现金流出，即付现成本，其中付现成本是指需要每年支付现金的营业成本，它是项目投产后最主要的现金流出。由于营业成本不需要支付现金的主要是折旧费，因此付现成本可以用医疗成本减去折旧来估计。其计算公式为

$$付现成本 = 医疗成本 - 折旧 \qquad (5\text{-}12)$$

（3）终结现金流量

终结现金流量是指投资项目完结时所发生的现金流量，其形式一般表现为现金流入，主要包括固定资产报废时的残值收入或变价收入以及原来垫支在各种流动资产上的资金收回。

（二）非折现现金流量指标

资本投资决策所采用的专门方法，因决策的具体内容和掌握资料的不同而各有所异，其中投资利润率法、投资回收期法不考虑货币时间价值。

1. 投资回收期法

投资回收期又称为"投资偿还期"，是对一个项目偿还全部投资所需的时间进行粗略估算。这一方法是以收回某项投资项目金额所需的时间长短来作为判断方案是否可行的依据。一般来说，投资回收期越短，表明该项投资项目的效果越好，所冒的风险也越小。在确定投资回收期时应以现金净流量即净收益加年折旧额作为年偿还金额。投资回收期的计算公式为

$$投资回收期 = 原投资总额 / 每年相等的现金净流量 \qquad （5-13）$$

如果每年的现金净流量不等，其投资回收期可按各年年末累计现金净流量进行计算。投资回收期法计算简单、方便，易于理解，但该方法没有考虑货币的时间价值和投资的经济效益，只反映投资回收速度，不能区分回收期相同的项目的优劣。这种回收期法又称为静态回收期法。

2. 投资收益率法

投资收益率法是以收益而不是现金流量来衡量投资方案的投资收益，是投资的平均收益与原投资额的比率。其计算方法如下：

$$按投资原始总额计算的投资收益率 = 净收益 / 原投资总额 \times 100\% \qquad （5-14）$$

投资收益率法就是将所计算出来的投资收益率与预定要求达到的投资收益率进行比较，如果大于后者，说明项目可以考虑接受；如果小于后者，则不宜接受。当有两个以上方案进行比较时，宜选用投资收益率较大的方案。投资回收期和投资收益率指标虽然易于计算和理解，并可促使医院加速资金周转，缩短周转期，尽快收回投资，但该指标未考虑货币的时间价值，也不计算偿还投资后还可能获

得的收益。因此在实际工作中，这两种指标通常同折现现金流量指标结合使用。

（三）折现现金流量指标

折现现金流量指标考虑了资金的时间价值，包括动态回收期法、净现值法、现值指数法、内部收益率法等。

1. 动态回收期法

考虑了货币时间价值、以折现的现金流量为基础计算的收回投资所需的时间为动态回收期法。动态回收期虽然考虑了货币时间价值，能够反映前后各期现金净流量不同的影响，有助于企业提前收回投资，优于静态回收期。但动态回收期法仍然无法揭示回收期满后继续发生的现金流量的高低，也有一定的局限性。这种方法一般适用于项目优劣的初步判断，不宜直接用于方案的对比。

2. 净现值法

净现值法是指投资项目投入使用后的净现金流量按资本成本或企业要求达到的报酬率折算为现值，减去初始投资以后的余额（若投资期超过 1 年，则应减去初始投资现值以后的余额），其计算公式为

$$净现值 = \sum_{t=1}^{n} C_t \left(1+r\right)^{-t} - C_0 \qquad (5\text{--}15)$$

式中，r 为贴现率（资本成本或企业要求达到的报酬率）；n 为项目预计使用年限；C_0 为原始投资额；C_t 为 t 期的现金流量。

在只有一个备选方案时，净现值为正者则采纳，净现值为负者不采纳。在有多个备选方案的互斥选择决策中，应选净现值是正值中的最大者。净现值法的优点是充分考虑了货币的时间价值对未来不同时期净现金流量的影响，可以较好地反映各方案的投资经济效果，但该方法只考虑了各方案未来不同时期净现金流量的价值差别，没有考虑不同方案原始投资的不同。净现金流量也不能反映各投资方案的实际收益率。

3. 现值指数法

现值指数法是用现值指数的大小作为取舍投资方案的一种方法。它与净现值法一样，都反映了货币的时间价值。现值指数是指投资方案的未来现金净流量的

现值和原始投资金额之间的比率，其计算公式为

$$现值指数 = \frac{\sum_{t=1}^{n} C_t (1+r)^{-t}}{C_0}$$

（5-16）

现值指数与净现值法之间存在着如下关系：净现值＞0，现值指数＞1；净现值＝0，现值指数＝1；净现值＜0，现值指数＜1。在只有一个备选方案的采纳与否的决策中，现值指数大于或等于1则采纳，否则拒绝。在多个方案的互斥选择中，应采用现值指数超过1最多的投资项目。现值指数法的优点是考虑了货币的时间价值，有利于在初始投资额不同的投资方案之间进行对比，使用范围广，能正确反映各投资方案的经济效果，但是无法确定各方案本身的投资报酬率。若要评价长期投资项目的经济效益，还需要采用内部收益率法。

4.内部收益率法

内部收益率是资金流入现值总额与资金流出现值总额相等、净现值等于零时的折现率，它是一项投资可望达到的报酬率，该指标越大越好。一般情况下，内部收益率大于等于基准收益率时，该项目是可行的。用公式表示为

$$\sum_{t=1}^{n} C_t (1+r)^{-t} - C_0 = 0$$

（5-17）

式中，r为内部收益率。

如果每期的净现金流量相等，则可以按照下列步骤计算。

第一步，计算年金现值系数。

年金现值系数 = 初始投资额 / 每年的净现金流量。

第二步，查年金现值系数表。在相同的期数内，找出与上述年金现值系数一致的系数，所对应的折现率恰好就是所求的内部报酬率；若在相同的期数内找不到上述年金现值系数，则找出与其相邻两个年金现值系数所对应的较大和较小的两个折现率。

第三步，根据上述两个邻近的折现率和已经求得的年金现值系数，采用插值法计算出该投资方案的内部收益率。

如果每年的净现金流量不相等，内部收益率要通过"逐次测试"来确定，其计算步骤如下：

第一步，先预估一个折现率，并按此折现率计算净现值。如果计算出的净现值为正数，则表示预估的折现率小于该项目的实际收益率，应提高折现率，再进行测算；如果计算出的净现值为负数，则表明预估的折现率大于该项目的实际收益率，应降低折现率，再进行测算。经过如此反复测算，找到净现值由正到负并且比较接近于零的两个折现率。

第二步，根据上述邻近的折现率再使用插值法，计算出方案的实际内部收益率，其计算公式为

内部收益率＝低折现率＋（按低折现率计算的净现值－0）÷（按低折现率计算的净现值－

按高折现率计算的净现值）×（高折现率－低折现率）　　　　　（5-18）

在只有一个备选方案的采纳与否的决策中，如果计算的内部收益率大于或等于企业的必要报酬率就可以采纳；反之则拒绝。在有多个备选方案的互斥决策选择中，应选用内部收益率超过必要收益率最多的投资项目。

内部收益率法考虑了货币时间价值，反映了投资项目的真实报酬率，因此也可以作为项目能接受的资金成本率的上限，有助于筹资决策和投资决策；而且内部收益率克服了比较基础不一（如初始投资额或经济寿命不同）时评价和排列备选方案优先顺序的困难，可按内部收益率从大到小排列各备选方案的优先顺序。因此，内部收益率指标是投资效益评价的主要指标。

四、固定资产更新决策

固定资产更新，是指对技术上或经济上不宜继续使用的旧资产用新的资产更换，或用先进的技术对原有固定资产进行局部改造。随着科学技术的发展，固定资产更新周期大大缩短。对医院而言，固定资产更新是一项重要的投资决策。若片面追求医疗现代化、盲目购入最新设备，可能导致净现金流出现负数，影响正常运营；但若一味使用旧固定资产，忽略了新固定资产尤其是先进的设备所带来的医疗成本的降低和医疗质量的提高，也必然被市场竞争淘汰。固定资产更新决策涉及两个问题：一个是决定是否更新，即继续使用旧资产还是更新资产；另一个是决定选择什么样的资产来更新。这两个问题可以一起考虑，如果市场上没有比现有设备更适用的设备，那么就继续使用旧设备，旧设备可以继续使用，因此

更新决策是继续使用旧设备与购置新设备之间的选择，其关键在于比较新、旧设备的成本与收益。

（一）差量分析法的应用

如果新设备的使用寿命与旧设备的剩余使用寿命相同，可以采用差量分析法，通过比较使用新设备和旧设备的净现金流量的差额作出决策。

（二）固定资产的平均年成本比较法

有的设备更新决策并不改变医院的服务能力，不增加医院的现金流，更新决策的现金流主要是现金流出，此时可以比较继续使用和更新的平均年成本，成本较低的方案是好方案。

固定资产平均成本是指该资产引起的现金流出的年平均值。如果不考虑货币的时间价值，它是未来使用年限内的现金流出总额与使用年限的比值；如果考虑货币的时间价值，它是未来使用年限内现金流出总现值与年金现值系数的比值，即平均每年的现金流出。如果不考虑货币的时间价值，则更新方案的平均年成本小于继续使用旧设备的平均年成本；如果考虑货币的时间价值，则旧设备的平均年成本低，不宜进行设备更新。货币具有时间价值，在医院投资决策中，考虑货币的时间价值更科学合理。

五、医院成本决策的特殊性

短期经营决策、资本投资决策和固定资产更新决策中的各种方法是企业成本决策中经常用到的方法，目前医院尤其是公立医院扩大资本投资，争相购买高昂设备，扩大医院规模，彰显医院的医疗水平。以北京市为例，从大型医用设备的配置、医院成本管理研究及医疗机构的建设规模来看，北京市有很多指标都已经达到了发达国家的水平，但区域的经济和社会发展水平却相对落后，形成了医疗发展超前于社会发展的局面。医疗设备投资往往是由科室提出申请，只要有足够的资金，基本不进行科学的决策分析。一些县级医院也购入了先进的医疗设备，但由于患者有限，出现了设备投资无法回收的情况。患者也可以通过各种途径减轻信息不对称程度，减少不必要的设备检查。为避免医患矛盾，随着医疗改革的深入，医院再想通过过度检查这种方法回收投资已不太可能。《卫生部关于做好区域卫生规划和医疗机构设置规划促进非公立医疗机构发展的通知》指出，"所有新增卫生资源，特别是城市医院的设置和改扩建、病床规模的扩大、大型医疗设备的购置，无论何种资金渠道，必须按照区域卫生规划和医疗机构设置规划的要求与管理程序，严格审批"。由此，医院需要运用科学的方法对新增的投资进行决策。

企业以营利为目的，财务目标是股东利益最大化，而医院尤其公立医院是公益性事业单位，承担着为社会提供卫生医疗资源的任务，二者性质的不同决定了成本决策的出发点有所差异。企业做成本决策的出发点是成本最小化、利润最大化，而医院在成本最小化的同时，还要考虑社会效益，如果成本最小化与社会效益矛盾的话，还要把社会效益放在第一位。例如，在保留还是削减医疗服务时，如果经过分析，削减医疗服务会减少医院成本、提高医院收益，但该医疗服务的患者需求很多，如果削减的话会给当地患者带来不便，此时医院应把社会效益放在第一位，保留该医疗服务，同时想方设法降低不必要的耗费。在资本投资决策时，企业一般都会优先选用折现现金流量指标，考虑货币的时间价值。折现现金流量指标和固定资产更新决策都会用到资本成本，也就是将未来的现金流折现为现在价值的折现率，资本成本是投资人的要求报酬率，一般可以采用资本资产定价模型计算，它等于无风险利率加上风险溢价。营利性医院的资本成本确定与企业相同，而公立医院以提供公益性医疗服务为宗旨，政府投入资本不以营利为目的，因此资本成本的确定方法不同于企业，而货币也确实存在时间价值，因此可以尝试采用一年期银行存款利率来代替。

第四节　医院成本核算

《医院财务制度》规定："成本核算可分为科室成本核算、医疗服务项目成本核算、病种成本核算、床日和诊次成本核算。成本核算一般应以科室、诊次和床日为核算对象，三级医院及其他有条件的医院还应以医疗服务项目、病种等为核算对象进行成本核算。"其中，科室成本核算是指将医院业务活动中所发生的各种耗费，按照科室分类，以科室作为成本核算单元进行归集和分配，计算出科室成本的过程。医疗服务项目成本核算是指以临床服务类、医疗技术类科室开展的医疗服务项目为对象，归集和分配各项支出，计算各项目单位成本的过程。病种成本核算是指以病种为核算对象，按照一定流程和方法归集相关费用，计算病种成本的过程。诊次和床日成本核算是以诊次、床日为核算对象，将科室成本进一步分摊到门急诊人次和住院床日，计算出诊次成本和床日成本的过程。

一、科室成本核算

科室成本核算是对责任单位在医疗服务过程中发生的费用总和的核算。医院的发展在于科室，科室成本是对医院成本的细分，没有科室成本的核算数据就不能对全院成本进行全面准确的核算，科室成本核算也是医疗服务项目成本核算、病种成本核算、床日和诊次成本核算的基础。实行科室成本核算有利于做好医院各层面的成本核算，将成本形成过程的控制落实到具体科室。

（一）科室成本核算单元的划分

核算单元是基于医院业务性质及自身管理特点而划分的成本核算基础单位，每个核算单元应当能单独计量所有收入、归集各项费用，是医院成本核算的最小单位，它与成本责任中心有一定的区别。成本责任中心是将医院分解为不同层次的成本责任单位，各单位能够对其目标责任负责，而核算单元是成本责任中心的分支单位。例如，心内科是成本责任中心，对心内科的成本负责，但心内科可以分为心内一区、心内二区等多个核算单元。

核算单元可以分为成本中心和收益中心。成本中心是指不产生收入而只对成本或费用负责的部门，如医院的党政人事财务等行政后勤部门、门诊收费处等医疗辅助部门。收益中心是指提供医疗服务、有直接收入并产生直接成本费用的部门，如果收益中心接受了成本中心的服务，还应按一定的分配原则分摊相应的成本费用。

财务部门为每个核算单元建立会计核算账户，核算单元具体分为以下四类。

1. 临床服务类

临床服务类核算单元指直接为患者提供医疗服务，并能体现最终医疗结果、完整反映医疗成本的科室，包括门诊科室、住院科室等。需要注意的是，为了给诊次成本和床日成本的核算提供数据资料，临床科室需要将门诊和病房分开核算。

2. 医疗技术类

医疗技术类核算单元指为临床服务类科室及患者提供医疗技术服务的科室，包括放射、超声、检验、血库、手术、麻醉、药事、实验室、临床营养科等科室。

3. 医疗辅助类

医疗辅助类核算单元是指服务于临床服务类和医疗技术类科室，为其提供动力、生产、加工、消毒等辅助服务的科室，包括消毒供应、病案、门诊挂号收费、住院结算等核算科室。

4. 行政后勤类

行政后勤类核算单元指除临床服务、医疗技术和医疗辅助科室之外，从事行政后勤业务工作的科室，包括党政、人事、财务、信息、安全保卫等行政管理部门、后勤保障服务部门和科教管理部门。核算单元的确定要科学合理，核算单元过多会增加成本核算负担，核算单元过少无法达到成本精细化的要求。

（二）科室成本核算的流程

根据《医院财务制度》的要求，各核算单元先进行医疗业务支出耗费归集，直接成本直接计入或计算计入各科室，归集形成科室业务成本，再按照分项逐级分步结转的三级分摊方法，依次对行政后勤类科室耗费、医疗辅助类科室耗费、医疗技术类科室耗费进行结转，形成临床服务科室医疗成本。其中，将行政后勤科室的管理费用分别分摊到医辅科室、医技科室和临床科室的过程是一级分摊，将医辅科室的成本分别分摊至医技科室、临床科室的过程是二级分摊，将医技科室成本分摊至临床科室是三级分摊。同时根据核算需要，对财政项目补助支出形成的固定资产折旧和无形资产摊销、科教项目支出形成的固定资产折旧和无形资产摊销进行归集和分摊，分别形成临床服务医疗全成本、临床服务医院全成本，在此基础上，通过归集和分摊，计算项目成本、诊次和床日成本、病种成本等。

1. 医院成本分摊方法

医辅科室、医技科室和临床科室的成本分为业务成本、医疗成本、医疗全成本和医院全成本四类。其中，业务成本是业务科室开展医疗活动发生的耗费，不包括医院行政管理部门的耗费财政项目补助支出和科教项目支出形成的固定资产折旧和无形资产摊销；医疗成本是在业务成本的基础上，加上行政后勤科室分摊过来的成本；医疗全成本是在医疗成本的基础上，加上财政补助支出形成的固定资产折旧和无形资产摊销；医院全成本是在医疗全成本的基础上，加上科教项目支出形成的固定资产折旧和无形资产摊销。

以上科室成本核算流程表明，医院成本核算采用的是完全成本核算方法。完全成本核算方法是指在计算医疗服务成本时，把一定时期内服务过程消耗的直接材料、直接人工、变动成本、固定成本全部包括在内的成本计算方法。完全成本法不仅核算卫生材料、药品等变动成本，也核算固定资产折旧、行政管理人员的人员经费等固定成本。这种方法认为，虽然固定成本与提供医疗服务的数量没有直接关系，但仍然是医疗服务最终形成的必不可少的部分，医疗服务过程中的所有消耗均应通过医疗服务收入得到一定补偿，更强调成本与收入的配比。医院完全成本核算最终体现在医疗成果上，医学检验科和麻醉科等医疗技术科室、挂号和门诊收费处等医疗辅助科室、党政人事财务等行政后勤科室只是医疗服务过程的一部分，内科、外科、儿科等临床服务科室才能反映最终医疗成果。为全面、精细反映成本费用，首先要对各级各类科室的成本费用进行核算，最终将这些成本费用分配至能反映最终医疗成果的临床服务科室中。

这一分配过程采用的是分项逐级分步结转法。该方法源自企业产品成本核算的逐步结转分步法，也称"顺序结转分步法"，是按照产品连续加工的先后顺序，根据生产步骤所汇集的成本和产量记录计量自制半成品成本，自制半成品成本随着半成品在各加工步骤之间移动而顺序结转的一种方法，其成本计算对象是最终完工产品和各步骤的半成品。医疗服务活动需要多部门、多步骤配合。例如，心脏搭桥手术可能需要心内科、医学影像科、麻醉科、住院结算室等多个科室、多个步骤才能完成，因此需要逐步计算、逐步结转才能计算出最终成本。为了提供按原始成本项目反映的医疗成本资料，在逐步结转成本的同时采用分项结转，项目包括人员经费、卫生材料费、药品费、固定资产折旧、无形资产摊销、提取医疗风险基金、其他费用七项。这样既能反映每个步骤的医疗成本，又能反映每个步骤成本的组成项目。

科室之间也存在相互提供服务的情况。以行政后勤类科室为例，行政后勤类科室提供服务的受益对象主要是临床科室、医技科室和医辅科室。此外，在某些行政后勤科室之间存在着相互提供服务的情况。理论上，行政后勤类科室分配的特点在于不仅要将行政后勤类科室的费用向临床科室、医技科室和医辅科室分配，而且还要在行政后勤类科室之间进行交互分配。例如，财务科为伙食科提供账务核算服务，伙食科为财务科提供午餐服务，二者之间互为受益对象。在进行财务科和伙食科成本费用的分配时，可以采用直接分配法、顺序分配法和交互分配法。为了简化分配程序，《医院财务制度》要求采用分项逐级分步结转分配方法，不再考虑同类科室之间的成本分配。

2. 分摊参数的确定及其数据采集

分摊参数可以选择收入比重、服务量比重。采用收入比重、服务量比重分摊时，首先需要准确确定各服务单元的收入和服务量。核算单元的收入主要包括医疗服务收入、卫生材料收入和药品收入。其中，医疗服务收入和药品收入按照权责发生制原则，分别按门诊与住院，临床医生、护理与医技执行单元，医疗保险患者与非医疗保险患者，医疗服务项目来采集。为使卫生材料收入与成本配比，医院应当建立卫生材料收费项目与物料编码的对应关系，以便根据收益原则核销不同材料、不同患者（病种）、不同成本核算单元的卫生材料成本。药品收入按照权责发生制原则，分别按药品品规、门诊与住院、核算单元、临床医生、医保患者与非医保患者采集药品收入数据。

服务量分为对外服务量、外部服务量和内部服务量三种。

（1）对外服务的计量。

①门诊人次：按就诊日期、挂号类别（普通、专家）、医保类型、专科进行明细统计，启用医生工作站的医院应当将工作量采集到医生。

②住院占用床日：按住院日期、病区、专科、责任医生、医保类型等进行明细采集。

③出院人次：按出院日期、病区、专科、医保类型等进行明细统计。

④处方量：按患者、专科、医生、门诊、住院、病区、药房、发药人员统计处方张数和处方记录数。

⑤手术工作量：按手术日期、患者、专科（病区）、医生、手术参与人员等进行明细统计。

⑥大型医用设备检查工作量：按日期、专科（病区）、患者、设备编号、检查项目、技师等进行明细统计。

（2）外部服务的计量。

对用水、用电、用气、用氧、洗涤、保洁、维修等外部服务，按服务时间、服务对象（科室）、服务项目进行明细统计。

（3）内部服务的计量。

内部服务按提供服务的科室、接受服务的核算单元、服务日期、服务项目等进行明细统计。

（三）科室直接成本的归集

《医院财务制度》第三十条对医院科室成本的归集做出规定，"通过健全的组织机构，按照规范的统计要求及报送程序，将支出直接或分配归属到耗用科室。直接成本是指科室为开展医疗服务活动而发生的能够直接计入或采用一定方法计算后直接计入的各种支出"。因此，直接成本分为直接计入和计算后计入两种。

1. 直接计入的直接成本

各科室的大部分直接成本能够按照当期的实际发生额直接计入某一核算单元。一般而言，可直接计入的成本包括人员经费、药品费、卫生材料费，固定资产折旧费、无形资产摊销费及其他费用。这些成本数据的采集路径如下。

（1）人员经费。

按核算科室对全院人员进行定位，将员工发生的各项工资福利性支出直接计入该核算单元的成本。根据会计分期和权责发生制原则，人员经费按支出明细项目采集到担任相应角色的人员。其中，工资津贴、绩效工资按计提发放项目采集到个人；社会保障缴费按养老、医疗保险等项目采集到个人；住房公积金按实际发生数采集到个人。对在同一会计期间内服务于多个核算单元的多重角色人员，应当根据其实际工作量将其人员经费分摊到相应的核算单元。

（2）药品费。

按药品进价计入核算科室的药品成本。药品成本数据采集时，以"临床开单、药房发药"信息为基础，分别按计价收费与非计价收费，西药、中成药与中草药，门诊用药与住院用药，医保患者与非医保患者等因素对药品进行分类核算，优先选择个别计价法采集各会计期间单品种药品的采购成本。

（3）卫生材料费。

按各核算科室消耗的材料费用直接计入其成本；领用而未消耗的材料，视同库存管理，不计入成本。其中，对成本影响较大的低值易耗品可分期计入成本。卫生材料数据采集时应当根据重要性原则，建立二级库房卫生材料管理制度，分别按计价收费与非计价收费、可计量与不可计量、高值与低值植入人体与非植入人体、门诊与住院一次性使用与可循环使用等因素对卫生材料进行分类核算，优先选择个别计价法，按单品种卫生材料采购成本和二级库房实际用量归集各核算单元的卫生材料成本。

（4）固定资产折旧。

《医院财务制度》第四十七条规定，"医院原则上应当根据固定资产性质，在预计使用年限内，采用平均年限法或工作量法计提折旧。计提固定资产折旧不考虑残值。计提折旧的具体办法由各省（自治区、直辖市）主管部门会同财政部门规定或审批。当月增加的固定资产，当月不提折旧，从下月起计提折旧；当月减少的固定资产，当月仍计提折旧，从下月起不提折旧；已提足折旧仍继续使用的固定资产，不再计提折旧"。各医院按照规定的固定资产分类标准和折旧年限建立固定资产管理制度，按会计期间、固定资产类别和品种计提固定资产折旧，不考虑预计净残值。其中，房屋类固定资产按核算科室的实际占用面积计提折旧；设备类固定资产按核算科室使用的固定资产计提折旧。

（5）无形资产摊销。

《医院财务制度》第五十二条规定，"无形资产从取得当月起，在法律规定的有效使用期内平均摊入管理费用，法律没有规定使用年限的按照合同或单位申请书的受益年限摊销，法律和合同或单位申请书都没有规定使用年限的，按照不少于十年的期限摊销"。医院可以采用年限平均法分期平均摊销，按受益科室确认无形资产摊销费用。

（6）提取医疗风险基金。

以临床、医技科室当期医疗收入的2%计提，科室医疗风险基金余额不应超过当年该核算科室医疗收入的3%。可直接计入临床科室的，医技科室不再计入。

（7）其他费用。

①房屋、设备维修费：常规维修费用按科室（房屋、设备实际占用科室）实际发生数记录；设备维保费用按维保期间分期计入（符合大型修缮标准的固定资产维修支出增加固定资产原值，计提折旧）。

②水电费：按核算科室实际水、电用量计算确认费用。

③办公费，印刷费：按实际发生的办公性费用直接计入或按领用记录计入。

④卫生材料以外其他低值易耗品：对成本影响较大的低值易耗品可分期计入成本。

⑤其他：按核算科室的实际消耗量直接计入费用。

2.计算后计入的直接成本

各核算科室消耗的不能直接计入的成本费用，即公摊成本，需按成本项目先在某一科室归集，然后选择合适的成本分摊系数，采用一定的方法计算计入医院所有科室，分摊标准可以采用人员比例、房屋面积等。例如，科室没有用水、用电、取暖记录时，水费可以按照科室人员比例分摊计算计入，电费、取暖按照房屋面积或按仪器设备占用比例等参数分摊计算计入，洗涤、交通费可以按照工作量计算计入，物业管理费可以按照占用面积计算计入。成本分摊本着因果原则和受益原则，以使用医院资源的数量作为分配基础，"谁受益，谁承担"，按受益的比例承担相应成本费用。

（1）按人员比例分摊水费。

如果科室单独装有水表，则按照实际发生数直接计入科室成本；如果没有单独装有水表，则按照职工人数分摊计入。

无用水记录的科室的水费之和 = 医院水费之和 − 有用水记录的科室水费之和（5-19）

某无用水记录的科室水费 = 该科室人员数 / 无用水记录的科室人员之和 × 无用水记录的

科室水费之和　　　　　　　（5-20）

（2）按人员比例分摊办公费。

某科室分摊的办公费 = 该科室人员数 / 全院科室人员之和 × 无法直接计入科室的办公费

之和　　　　　　　（5-21）

（3）按面积分摊电费。

如果科室单独装有电表，则按照实际发生数直接计入科室成本；如果没有单独装有电表，则按照房屋面积分摊计入。

无用电记录的科室的电费之和 = 医院电费之和 − 有用电记录的科室电费之和（5-22）

某无用电记录的科室电费 = 该科室房屋面积 / 无用电记录的房屋面积之和 × 无用电记录

的科室电费之和　　　　　　　（5-23）

（4）按面积分摊取暖费。

某科室分摊的取暖费 = 该科室房屋面积 / 全员取暖科室房屋面积之和 × 全员取暖费之和

（5-24）

（5）按面积分摊房屋维修费。

某科室分摊的房屋维修费 = 该科室房屋面积 / 该科室所在楼的

房屋面积之和 × 该科室所在楼维修费　　　　　　　（5-25）

（6）按面积分摊物业管理费。

某科室分摊的物业管理费 = 该科室房屋面积 / 全院科室房屋面积 × 全院物业管理费

（5-26）

（7）按服务量分摊交通费。

某科室分摊的交通费 = 该科室使用汽车班的车辆行程公里数 / 汽车班车辆系行程公里总

数 × 汽车班交通费总和　　　　　　　（5-27）

（四）科室成本的分摊

《医院财务制度》第三十条规定，"间接成本是指为开展医疗服务活动而发生的不能直接计入，需要按照一定原则和标准分配计入的各项支出"。各类科室成本应本着相关性、成本效益关系及重要性等原则，按照分项逐级分步结转的方法进行分摊，最终将所有成本转移到临床服务类科室中。分项逐级分步结转方法是指根据医院各科室之间的成本关系，按某科室为其他科室提供的服务量进行排序，将成本科室分为不同等级（按服务量排序的科室等级从高到低依次为行政后勤类、医疗辅助类、医疗技术类临床服务类科室），然后将某一项目成本由服务范围大的高等级科室向服务范围小的低等级科室逐级分摊，最终使科室之间的成本分步结转到临床服务类科室的一种成本分摊方法。根据分项逐级分步结转方法，科室成本的分摊包括三级：第一级分摊，先将行政后勤类科室的管理费用向临床服务类、医疗技术类和医疗辅助类科室分摊；第二级分摊，再将医疗辅助类科室成本向临床服务类和医疗技术类科室分摊；第三级分摊，最后将医疗技术类科室成本向临床服务类科室分摊，分摊后形成门诊住院临床服务类科室的成本。以上分摊过程本着"同级科室之间不相互分摊、不逆向分摊，谁受益、谁分摊"的原则。

（1）第一级。

分摊行政后勤类科室成本：行政后勤类科室的成本都计入了管理费用，第一级分摊就是将行政后勤类科室的管理费用向临床服务类、医疗技术类和医疗辅助类科室分摊，分摊参数可采用人员比例、内部服务量、工作量等。

各科室（临床、医技、医辅）= 该科室职工人数 / 全院职工人数（除行政后勤类外）× 当期该项管理费用总额 　　　　　　　　　　　　　　　　（5-28）

（2）第二级。

分摊医疗辅助类科室成本：将医疗辅助类科室一级成本（包括医疗辅助类科室直接成本，行政后勤类科室分摊的管理费用）向临床服务类科室和医疗技术类科室分摊，分摊参数可采用人员比例、内部服务量、工作量等。

（3）第三级。

分摊医疗技术类科室成本：将医疗技术类科室二级成本（包括医疗技术类科室直接成本，行政后勤类科室分摊的管理费用，医疗辅助类科室分摊的成本）向临床服务类科室分摊，分摊参数采用收入比重，分摊后形成门诊、住院临床服务类科室的全成本。

$$某临床服务类科室分摊的医技科室成本 = 该临床科室确认的医技科室收入（按开单科室$$
$$归集）/ 医技科室总收入 \times 当期医技科室总成本额 \qquad (5\text{-}29)$$

二、医疗服务项目成本核算

（一）医疗服务项目成本核算的含义

《医院财务制度》第三十一条规定，"医疗服务项目成本核算是以各科室开展的医疗服务项目为对象，归集和分配各项支出，计算出各项目单位成本的过程。核算办法是将临床服务类、医疗技术类和医疗辅助类科室的医疗成本向其提供的医疗服务项目进行归集和分摊，分摊参数可采用各项目收入比、工作量等"。医疗服务项目成本建立在科室成本核算的基础上，将科室成本核算中二级分摊后的临床服务类科室和医疗技术类科室的医疗成本，向其提供的医疗服务项目进行归集和分摊。

（二）医疗服务项目成本核算的意义

（1）医疗服务项目成本的核算可以详细反映医疗项目的实际成本及成本构成，便于比较不同科室同一医疗项目的成本，有利于资源配置的合理化。

（2）医疗服务项目成本的核算可以了解医院开展医疗项目的耗费情况，为相关部门提供医疗定价的依据。

（3）医疗服务项目的收费标准和定价核算的比较为政府部门的财政补偿提供了依据，实现了由人员补偿、专项补偿到医疗耗费补偿的转变，提高了财政补偿的科学性和合理性，有助于优化医院的收支结构。

（三）医疗服务项目成本核算的方法及流程

1.医疗服务项目成本的构成

根据原卫生部卫生经济研究所成本测算中心的核算方法，医疗服务项目成本的核算主要包括以下步骤：首先将各成本归集到各科室，然后间接成本科室的成本分摊到直接成本科室，最后将直接成本科室的成本直接计入或分摊到各服务项目。这样，不仅可以了解单个服务项目成本，而且可以反映出直接成本科室所有服务项目成本之和。一般而言，直接成本科室包括临床医疗服务类科室和医疗技术类科室，间接成本科室包括医疗辅助类科室和行政后勤类科室。

医疗服务项目成本 = $\sum$ 直接计入项目的成本 + $\sum$ 分摊计入的项目成本 　　（5-30）

参与项目成本核算的医疗项目是指所有的医疗收费项目，包括医疗技术类科室执行的医疗收费项目和临床服务类科室执行的医疗收费项目。参与项目成本核算的成本范围包括临床医疗服务类科室和医疗技术类科室的直接成本、医疗辅助类科室和行政后勤类科室分摊来的成本，即科室成本核算中的二级成本，并扣除其中单独收费的材料和药品的成本。

临床服务类科室成本 = 科室二级成本 - 单独收费的材料和药品成本 　　（5-31）

医疗技术类科室成本 = 科室二级成本 - 单独收费的材料和药品成本 　　（5-32）

但往往完成一项临床服务类科室（或医疗技术类科室）的医疗项目离不开医疗技术类科室（或临床服务类科室）的协作。例如，医疗技术类科室（如手术室的腔镜手术）需要临床科室提供腔镜设备，因此腔镜设备的折旧和操作腔镜设备的人员经费应当计入手术室的治疗项目中；骨科门诊在某一治疗项目中使用了属于核磁科管理的核磁设备，该治疗项目的收入属于开单科室——骨科门诊的收入，本着"谁受益，谁分摊"的原则，骨科的该治疗项目应当负担一部分核磁设备的折旧。因此，医疗服务项目成本的核算需要考虑别的科室给予的协作和本科室给予其他科室的协作，据此可以将临床服务类科室和医疗技术类科室分为：不接受其他科室的协作，也不对外提供协作的科室，以及接受协作或对外提供协作的科室两类，并分别采用公式计算各类科室医疗服务项目成本总和。

（1）不接受其他科室的协作也不对外提供协作的科室。

这类科室在执行某些医疗服务项目时，不需要其他科室的协作，同时也不向其他科室提供协作，这类科室的成本等于所执行的各医疗服务项目成本之和。

$$\sum 某科室医疗服务项目成本 = 该科室的二级成本 - 单独收费的材料和药品成本$$

$$（5-33）$$

（2）接受协作或对外提供协作的科室。

这类科室在执行某些医疗服务项目时，需要其他科室的协作，或者对外向其他科室提供协作，这类科室的成本与所执行的各医疗服务项目成本之和的关系为

$$\sum 某科室医疗服务项目成本 = 该科室的二级成本 - 单独收费的材料和药品成本 + 接受其$$

$$他临床服务类科室（或其他医疗技术类科室）协作的成本 - 对外提供协作的成本$$

$$（5-34）$$

具体到临床服务类科室，其科室全成本与所执行的各医疗服务项目成本之和的关系还可以表示为

$$\sum 某临床服务类科室医疗服务项目成本 = 该科室的全成本 - 分摊的医技科室成本$$

$$- 单独收费的材料和药品成本 + 接受其他临床服务类科室（或其他医疗技术类科室）$$

$$协作的成本 - 对外提供协作的成本 \qquad （5-35）$$

式中，科室全成本是科室成本核算中的三级成本，由科室直接成本、行政后勤类科室成本的分摊、医疗辅助类科室成本的分摊和医疗技术类科室成本的分摊构成。

2. 医疗服务项目成本的核算流程

医疗服务项目成本可以分为直接成本和间接成本。直接成本是可以直接归集或计入某一医疗服务项目的成本，间接成本是需要按照一定方法分摊至服务项目的成本。

3. 计算计入的直接成本和间接成本的分摊方法

（1）收入分摊系数。

收入分摊系数是指某服务项目年医疗收入占该项目所在科室总医疗收入的百分比，该分摊方法建立在资源耗费与收入间成正比关系的假设基础上，计算公式为

某服务项目分摊的成本＝该服务项目医疗收入／该科室总医疗收入－（该科室

医疗服务项目总成本－该科室医疗服务项目直接成本）　　　　（5-36）

这种分摊系数的优点是，服务项目的医疗收入和科室总医疗收入的数据容易收集、数据准确，计算出的分配系数也较为可靠。但缺点是，当某项目的医疗收入与资源耗费不成正比时，该分配方法的前提假设不再成立，使用该分配系数的计算结果也不恰当。

（2）工作量分摊系数。

工作量分摊系数是指某服务项目工作量占该项目所在成本科室总工作量的百分比，计算公式为

某服务项目分摊的成本＝该服务项目工作量／$\sum$该科室各项目工作量 ×（该科室医疗项目

总成本－该科室医疗服务项目直接成本）　　　　（5-37）

该分摊方法的优点是，服务项目的工作量可以查看《全国医疗服务价格项目规范》，因而较容易确定。但缺点是，工作量的计量单位不统一，难以具体用数字衡量；工作量的多少与资源耗费也不一定成正比，有的服务项目工作量少但可能耗费较大的成本，有的服务项目工作量多但可能耗费的成本小。因此设置工作量分摊系数时需要考虑该项目的技术难度，即由项目的复杂程度、技术投入程度及操作中技术要求等因素决定的该医疗服务项目技术操作相对难易程度，可以在公式中增加一项项目技术难度系数。

（3）操作时间分摊系数。

操作时间分摊系数是指某项目的操作时间占该项目所在成本科室总操作时间的百分比，计算公式为

某服务项目分摊的成本＝该服务项目操作时间／该科室总操作时间 ×（该科室医疗服务

项目总成－该科室医疗服务项目直接成本）　　　　（5-38）

操作时间分摊系数的计算可以分为两种情况。

第一种情况是同时核算某一成本科室所有服务项目成本，此时调查每一种服务项目的操作时间即可，总操作时间等于所有项目操作时间之和。但是，调查所有项目操作时间的工作量很大、可操作性差，而且很多医院并不需要核算所有服

务项目的成本。第二种情况是只核算某一成本科室部分服务项目成本，此时分摊系数的分母不是该科室所有服务项目的操作时间之和，可以采用满负荷工作时间来代替，具体计算公式为

$$某项目操作时间分配系数 = 该服务项目平均操作时间 / 该科室总操作时间 \quad （5-39）$$

$$服务项目平均操作时间 = 每天用于该项目的有效工作时间 / 每天最大可能提供该项目的$$

$$例数 \quad （5-40）$$

$$该科室总操作时间 = 满负荷工作人数 × 每天有效工作时数$$

$$× 每月有效工作天数 \quad （5-41）$$

这种情况下，某项目操作时间分配系数是某服务项目平均操作时间与该科室满负荷总操作时间之比，即假设科室所有医务人员所有工作时间都在操作医疗服务项目，这种假设并不符合实际情况，因此这种分摊方法会产生较大的偏差，而且统计工作时间的工作量较大。

（4）约当当量系数。

约当当量系数是指某服务项目成本占该项目所在成本科室总成本的百分比，计算公式为

$$约当当量系数 = 该服务项目成本 / 该科室总成 \quad （5-42）$$

$$某服务项目成本 = 约当当量系数 × 该科室总成本 \quad （5-43）$$

上述约当当量系数是综合成本约当当量系数，其优点是计算过程简便，缺点是综合成本约当当量系数难以确定，无法详细反映各服务项目的成本构成。因此可以按主要成本项目确定约当当量系数，如人员成本当量系数、折旧成本当量系数、材料成本当量系数等。约当当量系数分摊方法的优点是简单易行，可以一次性核算出科室所有项目的成本，但约当当量系数的确定主观性较强，造成项目成本核算的不准确。

（5）成本当量法。

成本当量法是指用已经核算的标准项目单位成本作为项目标准当量成本，利用操作时间系数和技术难度系数确定的当量值来推断项目单位成本的方法。该方法包括以下步骤。

第一步，确定标准服务当量。标准项目是科室开展工作量最大、业务开展比较稳定或规格适中的项目，将其所需人时数定为"1"标准当量。不同类别科室之间可采用不同的项目作为标准项目。

第二步，确定某服务单位项目当量值。收集确定某科室开展的各个服务项目的单位服务项目所需的时间和人数，并统一计量单位。

$$某服务项目单位当量 = 单位服务项目所需人时数 / 标准服务当量人时数 \quad (5\text{-}44)$$

第三步，确定工作量和总当量。收集某科室开展的各个服务项目的工作量，计算总当量。

$$某服务项目总当量 = 某服务项目单位当量值 \times 某服务项目工作量 \quad (5\text{-}45)$$

$$某科室服务项目总当量 = \sum（某服务项目单位当量值 \times 某服务项目工作量） \quad (5\text{-}46)$$

第四步，计算标准当量成本。

$$标准当量成本 = 某科室服务项目总成本 / 某科室服务项目总当量 \quad (5\text{-}47)$$

第五步，计算各服务项目成本。

$$某服务项目单位成本 = 标准当量成本 \times 某服务项目单位当量值 \quad (5\text{-}48)$$

$$某服务项目总成本 = 某服务项目单位成本 \times 某服务项目工作量 \quad (5\text{-}49)$$

最后，在实际运用成本当量法时，不仅要将操作时间作为当量系数，还要考虑各个服务项目的难易程度差别。将标准服务项目的难度系数确定为"1"，其他项目的难度系数可以采用专家评议方式确定。

$$某服务项目单位成本 = 标准当量成本 \times 某服务项目单位当量值 \times 技术难度系数 \quad (5\text{-}50)$$

4. 以作业成本法为基础的医疗服务项目成本核算方法

有条件的医院可以在科室成本核算的基础上，以"服务项目消耗作业，作业消耗资源"为指导思想，依据医院的医疗业务和财务数据，引入作业成本法，以成本动因作为间接成本的分摊依据，采用各自不同的分摊标准，追踪资源消耗过程，对医院开展的医疗项目进行核算，提高成本的可归属性和成本信息的客观性。

$$某医疗项目的单位成本 = 直接成本 + \sum 成本动因成本 \quad (5\text{-}51)$$

作业成本法（Activity-Based Costing）简称 ABC 法，是指以作业为核算对象，依据作业资源的消耗情况（资源动因）将资源成本分配到作业，再依据作业对最终成本的贡献方式（作业动因）将作业成本追踪归集到具体的成本对象（医疗服务），由此得出成本对象（医疗服务）的成本计算方法。总体来说，作业成本法既是一种成本计算方法，又是一种管理思想，其涉及的概念主要有：资源、作业、作业中心、成本标的、资源动因，作业动因、作业成本库、成本要素。资源是支持作业的成本、费用来源，它是指一定期间内为提供服务而发生的各类成本、费用项目，是作业进行中被运用或使用的经济要素，也即日常财务会计核算中的各种成本费用项目。作业是组织为提供一定量的产品或服务所消耗的人力、技术、原材料、方法和环境等的集合体。对于医院而言，作业是指医疗服务过程中的各个工序或环节，如诊疗、护理、手术等都是作业。作业中心是指一系列相互联系、能够实现某种特定功能的作业集合，把多个相关的作业集中在一起，就是作业中心。例如，药品采购作业中，药品的采购、检验、入库、保管等作用相互关联，可以归为药品采购作业中心，由采购科负责。这与责任会计中的成本责任中心有所区别，成本责任中心建立在成本发生的权责范围内和可控性基础上，而作业中心建立在作业之间的相互关联基础上，是相同的成本动因引起的作业集合。

资源动因是指决定一项作业所消耗资源的种类与数量的因素，其反映了作业量与资源耗费之间的因果关系。对医院而言，资源动因就是将各临床服务类科室成本或医疗技术类科室成本向作业分配的依据。当一项资源服务于一种作业时，分配成本到作业形成一个作业成本库，当一项资源服务于多种作业时，就必须通过资源动因把资源的耗费分配给相应的作业。作业动因是指各项作业被最终服务消耗的原因和方式，是对一项作业产出的定量计算，是成本对象对作业需求的频度与强度，是将成本库中汇集的各种成本分配到成本标的中去的标准和依据。对医院而言，作业动因就是各项作业成本向服务项目成本归集的依据。作业成本库是指将同一（或同质）成本动因的费用项目归集在一起的成本类别，它是与一项作业相关的所有作业成本要素的总和，依据资源动因将资源分配给作业后就形成了各个作业成本库。

三、病种成本核算

（一）病种成本核算的含义

《医院财务制度》规定，"病种成本核算是以病种为核算对象，按一定流程和方法归集相关费用计算病种成本的过程。核算办法是将为治疗某一病种所耗费的医疗项目成本、药品成本及单独收费材料成本进行叠加"。按病种进行成本核算是医院成本核算的进一步细化。

（二）病种成本核算的意义

（1）病种成本核算为按病种付费提供了收费依据。

按病种付费是指按照国际疾病诊断分类标准，将疾病按诊断年龄、性别等分为若干组，每组又根据病种病情轻重程度及有无合并症、并发症确定疾病诊断相关组分类标准，结合循证医学依据，通过临床路径测算出病种每个组各个分类级别的医疗费用标准，并预先支付给医疗服务机构医保费用的支付方式。医疗服务按病种收费是指医疗机构在提供医疗服务的过程中，以病种为计价单位向患者收取费用。2011年2月颁布的《2011年公立医院改革试点工作安排》指出，"研究制定改革医疗服务收费方式的指导意见，开展按病种等收费方式改革试点，探索有利于控制费用、公开透明方便操作的医疗服务收费方式"。2011年4月颁布的《关于开展按病种收费方式改革试点有关问题的通知》为已经开展按病种收费试点的地区提供了原则性指导，并遴选了104个病种以供参考。

开展按病种付费方式改革是推进医疗服务定价机制改革的重要举措。在病种付费方式下，医疗服务机构获得医疗保险机构的费用偿付是按每位患者所属的疾病分类和等级定额预付的，故医院的收入与每个病种及诊疗规范和医护计划有关，而与该病种的实际费用无关。医院是否有盈余关键是看病种的收费标准与医院为治疗病患发生的实际成本，如果病种的收费标准大于实际成本，则医院有盈余，否则医院亏损。这样，医院就有了主动降低成本的积极性，有利于控制医药费用的不合理增长，减轻患者负担，同时可以优化医疗机构的诊疗程序、规范临床诊疗行为、提高诊疗质量，为政府定价提供依据。对于医疗保险机构而言，按病种付费改变了医疗保险作为第三方的被动局面，通过制定预付标准控制支出，并借助预算强迫约束提供者分担经济风险，提高卫生经济效率。参保患者可以通过病种付费协议了解到可以享受的基本医疗服务项目，获得医疗服务知情权。医院按病种进行成本核算是按病种进行付费的前提和基础。

（2）病种成本核算促进了临床路径的实施。

1990年美国波士顿新英格兰医疗中心医院研究发现，低劣的医疗服务质量往往与不合理、不规范的临床医疗行为有关，于是开始对部分病种在患者住院期间，按照预定的既可缩短平均住院日、降低费用，又可达到预期治疗效果的医疗护理计划治疗患者，该模式提出后受到了美国医学界的高度重视，并逐步得到推广。此后，人们将此种既能节约资源，又能达到单病种质量管理的诊疗标准化模式称为临床路径。临床路径通常是一套以时间为顺序的、多个科室相互配合的、具体详细的医疗服务计划，其目的是减少不必要的住院时间、整合现有医疗资源，减少患者费用和医疗成本。病种成本的核算以患者接受医疗服务项目为基础，这也是临床路径的要素，因此病种成本的核算有助于临床路径的实施。

（3）病种成本核算促进医院资源的有效利用。

以单病种为成本核算对象，单病种的实际成本和标准成本的比较，不同时期不同医院单病种实际成本的比较可以反映出医院成本管理水平的差异，有利于医院成本控制与监督，提高医院成本竞争优势。

（三）病种成本核算的方法

病种成本核算的主要方法包括医疗服务项目叠加法和临床路径法。

1. 医疗服务项目叠加法

医疗服务项目叠加法建立在医疗服务项目核算基础上，将病种分解为不同的医疗服务项目，将项目成本叠加后得出病种成本。医疗项目成本到病种成本的临床路径为项目成本→患者治疗成本→病种成本。

《医院财务制度》中规定的病种成本核算办法就是医疗服务项目叠加法，对出院患者在院期间为治疗某单病种所耗费的医疗项目成本、药品成本及可单独收费材料成本进行叠加，进而形成单病种成本。计算公式为

$$单病种成本 = \sum 医疗项目成本 + \sum 药品成本 + \sum 单独收费材料成本 \qquad (5-52)$$

式中，医疗项目成本是指患者在直接医疗科室或医疗技术科室接受的各种诊疗类、护理类、检验类或治疗类等医疗项目成本，包括静脉注射、普通床位费、住院诊疗费、心电图等；药品成本包括患者所消耗的药品进价和药剂科分摊来的成本；单独收费材料是指一次性材料，包括一次性胶皮手套、输液器、注射器等，采用其进价核算。

医疗服务项目叠加法又可以分为历史成本法和标准成本法。

（1）历史成本法。

历史成本法是通过较大样本的病例回顾性调查，以调查资料为依据，计算服务项目成本，同时将间接成本按一定的分摊系数分配到病种医疗成本中，最后归集为病种成本。计算公式为

$$\text{某病种总成本} = \sum（\text{该病种出院患者核算期间内各医疗服务项目工作量} \times \text{该项目单位成本} + \text{药品成本} + \text{单独收费材料成本}） \tag{5-53}$$

$$\text{某病种单位成本} = \text{该病种总成本} / \text{该病种出院患者总例数} \tag{5-54}$$

以上医疗服务项目工作量可以从收费系统取得，各项目单位成本可以项目成本核算结果为准。

（2）标准成本法。

标准成本法是对每个病种按病例分型制订规范化的诊疗方案，再根据该病种临床路径所需医疗服务项目的标准成本核算病种成本，计算公式如下：

$$\text{某病种标准成本} = \sum（\text{临床路径下该病种各医疗服务项目工作量} \times \text{该项目单位成本} + \text{药品成本} + \text{单独收费材料成本}） \tag{5-55}$$

以上项目工作量可从主管部门确定的病种临床路径所包含的项目计算取得，各项目单位成本可以项目成本核算结果为准。

医疗服务项目叠加法核算病种成本的优点是计算简便，项目成本本身既包含了直接成本，又包含了间接成本，核算病种成本时不再需要分摊成本。但医疗服务项目叠加法的应用前提是医院必须建立完善的医疗服务成本核算体系，对所有医疗项目进行成本核算，没有开展医疗项目成本核算的医院不能采用这种方法。

2. 临床路径法

临床路径是指针对某一疾病建立一套标准化治疗模式与治疗程序，以循证医学证据和指南为指导来促进治疗组织和疾病管理的方法，最终起到规范医疗行为、减少变异、降低成本、提高质量的作用。临床路径是相对于传统路径而言的，传统路径是每位医师的个人路径，不同地区、不同医院、不同的治疗组或者不同医师个人针对某一疾病可能采用不同的治疗方案。采用临床路径后，可以避免传统路径下同一疾病在不同地区、不同医院，不同治疗组或者不同医师之间出现不同的治疗方案，避免随意性。

临床路径是临床医疗服务的技术路线以及实现医疗预期目标的途径和基本准则，以缩短平均住院日、合理支付医疗费用为特征，按病种设计最佳的医疗和护理方案，其对象是每个住院治疗的个体患者病种或病例分型。医院按 ISO 9000 国际标准化组织所颁布的《质量管理体系——要求》制定病种临床路径，以循证医学为基础，对疾病实施最佳诊治方案。为指导医疗机构开展临床路径管理工作，规范临床诊疗行为，提高医疗质量，保障医疗安全，原卫生部分别于 2009 年 10 月 13 日、12 月 7 日组织制定和颁发了《临床路径管理指导原则（试行）》《临床路径管理试点工作方案》，并于 2010 年 1 月 5 日公布了《临床路径管理试点工作试点医院名单》。

病种成本是患者住院期间所接受的全部检查、诊断、治疗、护理等各类劳务和物化成本的总和，是根据病种路径规定、测算患者住院中每一天发生的诊疗项目成本之和，因此临床路径法中的病种临床路径成本的计算建立在临床路径和医疗服务项目成本核算的基础上。计算公式为

病种临床路径成本 = 患者住院第一天各诊疗项目成本小计 + 患者住院第二天各诊疗项目

成本小计 +……+ 患者住院第 n 天各诊疗项目成本小计　　　（5-56）

以临床路径为基础的单病种成本结构体现了对诊疗过程的干预，每类病种的临床路径考虑了各种类型的患者在入院后可能接受的治疗流程，一旦确定了某病种的临床路径，就可较简洁、合理地预测出此病种的标准成本。

（四）病种成本核算的难点

病种付费制度需要采集大量数据，建立标准数据库和实施医疗编码系统，包括个人信息、疾病信息、治疗信息、住院时间、各种成本费用等，因此首先要有全院范围的医院信息和网络支持，在医院信息系统中要有架构在基本模块功能之上的医院成本管理信息系统。而且需要在大量标准病例数据统计的基础上设计适宜的费用标准，在费用支出权重上综合考虑医院的各种因素，包括所在地点及医院性质等。病种诊疗过程也充满了复杂性和变异性，不同病种之间的平均住院时间，住院费用存在较大差异，患者的年龄、性别、报销制度等也都影响着成本核算的每个环节。

因此病种成本核算是一个系统性过程，基础工作投入大，操作难度大，管理成本高，需要多个部门的协作。首先，卫生部门应建立病种的病例分型标准和诊疗规范，并使之成为医院诊疗过程中的指导原则，能够对医生的医疗行为起到规范作用，减少不必要的医疗服务，从而降低医疗费用。在建立病种诊疗规范的基础上，地方卫生部门应积极参与病种医疗费用标准成本的测算工作，并结合基本医疗范围确定的病种给付标准，力求做到病种给付标准科学合理。其次，医院应加快病种信息化管理，建立病种质量与费用实时控制系统，并注重对工作人员进行病种成本核算知识的培训，加强建立在医疗规程基础上的标准成本管理。最后，建立卫生服务信息发布制度，以克服医疗信息不对称和激励不相容导致的效率低下、绩效不佳、过度医疗服务等市场失灵问题，正确引导患者，控制医疗保险费用。信息发布制度的建立分两个层次，即医院之间和医院内部。医院之间的信息发布由医疗保险机构与卫生行政部门共同进行，制定包括服务质量、服务效率、价格水平及患者满意度等内容的指标体系，对每一病种的基本服务内容做出明确的下限规定，对卫生服务制定出基本的、便于测量的质量标准，以月或季度为单位对各定点医院进行单项和综合评价，并将量化的评价结果在新闻媒体上公布。

在医院内部，可结合患者选择医生和住院费用清单制度，向患者公布有关信息，提高医疗服务的透明度，使价格弹性发挥导医作用，降低患者择医的边际成本，以便患者根据医疗服务价格、费用、效率、效益及质量自主选择医院就医，进而形成医院降低医疗服务成本的社会倒逼机制，遏制过度医疗服务。

　　面对数目庞大的病种群，以我国目前的管理水平，不可能对所有病种一律实行按病种付费，只能选择一些易于控制费用的病种先试行，如临床发生频次较高的病种，诊断明确、治疗方法相对固定、治疗效果较明显的病种，以手术治疗为主的病种，具有系统治疗代表性的病种，同质性较强的病种，以一定标准易于进行费用控制的病种等，待经验成熟后，逐步扩大。

第六章　医院资产管理决策

第一节　医院流动资产管理概述

一、医院流动资产的特点

（一）流动资产的概念

流动资产是指可以在一年以内（含一年）变现或耗用的资产。医院的流动资产包括货币资金、应收款项、预付款项、存货等。

（二）流动资产的特点

医院在开展业务活动中，流动资产参与循环周转、不断改变其形态，其价值一次消耗或转移。医院流动资产具有以下特点：

（1）周转速度快、流动性强。

（2）占用的数量具有较大的波动性。

（3）占用的形态具有多样性。

医院流动资产获得比较容易，且占用在流动资产上的资金，通常能短期快速收回，占用的形态是经常变化的，运动形式一般是从货币资金发出，经过材料、药品、患者预交现金、应收医疗款等形态后又回到货币资金。

医院拥有较多的流动资产，可以在一定程度上降低财务风险。

二、医院流动资产管理战略

医院应当选择与其业务需要和管理风格相符合的流动资产投资战略，主要是确定流动资产与医院业务收入的比率的变化范围。由于医院收入相对可预测，对风险的忍受程度则决定了其在流动资产账户上的投资水平，即战略的选择取决于医院对风险和收益的权衡。如果医院管理政策偏于保守，就会选择较高的流动资产水平，保证更高的流动性（安全性），但盈利能力也更低；如果医院管理政策偏于激进，可以选择以低水平的流动资产与业务收入比率来运营。

（一）紧缩的流动资产投资战略

紧缩的流动资产投资战略即医院尽量减少存货、应收账款等流动资产的占用，维持低水平的流动资产与业务收入的比例。

低水平的流动资产占用从财务管理角度来说，会给医院带来更高的盈利能力，但由于采用较紧的信用和存货管理，紧缩的流动资产投资战略面临一定的风险，比如到期不能偿还债务，预付账款的紧缩可能会不利于对优质供应商的选择，较少的存货储备也可能会带来使用短缺的风险。

（二）宽松的流动资产投资战略

宽松的流动资产投资战略即医院保持高水平现金、高水平的应收预付款和充足的存货。与紧缩的政策相反，采取宽松的流动资产投资战略的医院保持了对流动资产的高投资和占用，盈利能力相对较低。

（三）中庸的流动资产投资战略

中庸的流动资产投资战略即合理的流动资产占用水平，既不高，也不能过低。由于医院的公益性质，要保障患者的基本需求，紧急救治储备，必须保证一定的药品和卫生材料库存，故不能简单追求流动资产最小管理模式。通常情况下适中的流动资产占用量难以量化，医院应当根据自身的具体情况进行测算和管理。

随着医疗卫生事业改革的逐步推进和市场机制的逐步完善，以及医疗保障体系的建立，医院既要坚持其公益性质，同时，也要运用更多的市场经济手段和方法来经营医疗服务。要认识到医院也是个经济实体，遵循的经济原则就是要尽可能地减少支出，获得尽可能多的收入，在实现更大社会效益的同时，提高医疗服务水平、保证医院的良性发展。医院在选择战略时，应在满足对流动资产基本需求的前提下，尽量减少流动资产占用，使营运资金占医院总收入的比重趋于合理化。医院应把在货币资金、应收在院患者医疗款、应收医疗款、库存物资、药品、在加工材料等流动资产上的投资尽量降低到最低，以便医院把更多的资金投入到社会效益和经济收益较高的医院建筑、医疗设备、人才培养或长期投资等项目上。

第二节　医院货币资金管理

医院的货币资金是指医院发生在经济活动过程中，处于货币形态的资金。其是医院流动资产的重要组成部分，包括现金、银行存款、零余额账户用款额度和其他货币资金等。

货币资金是流动性最强、最活跃的资产，可以用来满足医院经营的各种需要，也是医院短期偿债能力的重要保证。但货币资金，特别是库存现金却是收益率最低的资产，持有越多，它所提供的流动性边际效益便会随之下降，从而降低医院的收益水平。医院对货币资金的管理主要体现在以下两方面。

第一，安全性管理。首先，货币资金是医院的资产，更是国有资产（对公立医院而言），必须要保证货币资金的安全完整，避免短缺。其次，国家对库存现金、银行存款的使用以及货币资金结算方式都有较为严格的具体规定，医院在货币资金的管理中应当恪守有关法规和要求，按规定使用现金。最后，医院在业务活动中取得业务收入，发生购置药品、卫生材料、设备等各种业务支出，必须加强货币资金管理，避免发生财务风险而影响医院的持续发展。

第二，效益性管理。货币资金属于非盈利资产，医院应当合理确定现金的持有量，以便在满足经营活动所需现金的同时，尽量减少闲置现金的数量，降低持有成本，提高收益率。

一、货币资金的财务控制

医院对货币资金的财务控制任务：真实反映医院货币资金的活动情况；执行医院的收支预算，促使医院合理安排货币资金的收支，增加收入、节约支出；监督医院认真执行国家有关规定，严格遵守货币资金管理制度，保护资金的安全完整。

（一）库存现金

库存现金是医院货币资金的重要组成部分，医院应当严格按照国家有关现金管理的规定收支现金，并按照制度规定核算现金的各项收支业务。

1. 现金的适用范围

根据《中华人民共和国现金管理暂行条例》，医院可在以下范围内使用现金：

（1）职工工资，津贴。

（2）个人劳务报酬。

（3）根据国家规定颁发给个人的科学技术、文化艺术、体育等各种奖金。

（4）各种劳保、福利费用以及国家规定的对个人的其他支出。

（5）向个人收购农副产品和其他物资。

（6）出差人员必须随身携带的差旅费。

（7）结算起点以下的零星支出。

（8）中国人民银行确定需要支付现金的其他支出。

除第（5）、第（6）项外，开户单位支付给个人的款项，超过使用现金限额的部分，应当以支票或者银行本票支付；确需全额支付现金的，经开户银行审核后，予以支付现金。

2. 现金的收支管理

医院的现金收取一律由财务部门负责，并按收入性质开具合法的收款票据；一切现金支付，都必须取得或填制真实、合法、完整、正确的原始凭证。

（1）医院门诊收费处、住院收费处每天收取的现金等应按规定顺号开具相应票据，并在规定时间内结算汇总，当天送存银行。当日送存有困难的，应由开户行确定送存时间。

（2）医院支付现金，可以从本单位现金库存限额中支付或从开户银行提取，不得从医院的现金收入中直接支付。

（3）对库存现金实行限额管理。即按医院 3 到 5 天的日常零星开支，由开户银行核定。每日现金的结存数，一般不得超过核定的限额，超过部分应及时送存银行，不得坐支。

（4）现金支票由出纳员妥善保管，连号签发，不准涂改和签发空白支票。现金支票只作为提取人员工资、支付个人所得、退医疗费及提取备用金等使用，其他未经批准不得使用。

（5）出纳人员每日要登记日记账、核对库存现金、编制货币资金日报表，做到日清月结。

（6）医院财务部门应当有专人负责出纳工作。根据不相容职务相互分离的原则，出纳不得兼任稽核票据管理、会计档案保管和收入、支出、债权、债务账目的登记工作。不得由一人办理货币资金业务的全过程。

（7）严格执行审批制度，对货币资金业务进行授权批准。必须严格遵守制度规定的被授权人的审批权限、审批程序、责任，审批人员按照规定在授权范围内进行审批，不得超越权限。

3. 现金的清查盘点

库存现金的清查，采取实地盘点的办法进行。出纳人员编制现金日报表，应做到日清日结、账账相符、账款相符。对库存现金的清点，不得以借条、欠条及其他不符合财务制度的单据充抵库存现金。库存现金清查盘点结束后，应立即填写盘点报告，并由清查负责人和出纳人员盖章。

（二）银行存款

银行存款是医院存入银行的各种款项。经济业务的结算除国家规定可以用现金办理的以外，其余必须通过银行办理转账结算。

（1）医院必须按照国家有关规定开立账户。开立、变更、撤销银行账户，应按规定逐级审批、备案。

（2）医院应按照财政部和中国人民银行规定的用途、限定的范围使用银行账户，不得将财政拨款转定期存款；不得将医院资金以个人名义存入银行；不得出租、出借转让银行账户。

（3）规范支付结算行为，加快资金周转，保证资金安全。不得签发空白支票、空头支票和远期支票。

（4）使用支票应当严格按照银行有关规定办理，须填写日期、收款单位、用途及金额，并在支票登记簿上登记，同时领用人要在支票存根上签字。

（5）加强银行存款对账控制。出纳及编制收付款凭证以外的财会人员每月必须核对一次银行账户，并编制银行存款余额调节表，调节不符、长期未达的账项应及时向财务负责人报告。

（6）医院的财务专用章必须由专人保管；个人印章要由本人或其授权人员保管；因特殊原因需他人暂时保管的必须有登记记录。严禁一人保管支付款项所需的全部印章。

（7）按照《支付结算办法》等有关规定加强银行账户的管理。严格按照规定开立账户、办理存款、取款和结算；定期检查、清理银行账户的开立及使用情况；加强对银行结算凭证的填制、传递及保管等环节的管理与控制。

（三）零余额账户用款额度

零余额账户是指预算单位经财政部门批准，在国库集中支付代理银行和非税收入收缴代理银行开立的、用于办理国库集中收付业务的银行结算账户。零余额账户的变更、合并与撤销须经同级财政部门批准，并按照财政国库管理制度规定的程序和要求执行。

严禁未经授权的机构或人员办理零余额账户用款额度资金业务。医院应定期与财政部门、银行核对零余额账户，编制零余额账户调节表。零余额账户用款额度直接支付余额应与财政部门核对相符，授权支付账面余额应与银行对账单核对相符，如核对不符，应查明原因、及时处理。

（四）其他货币资金管理

其他货币资金是指医院的银行本票存款、银行汇票存款、信用卡存款等其他货币资金。医院应加强对其他货币资金的管理，及时办理结算，对于逾期未办理结算的银行汇票、银行本票等，应按规定及时转回。

需要强调的是，医院应落实和加强货币资金的盘点核查制度，定期对库存现金、备用金、周转金进行抽查和盘点，确保现金的合理使用和安全完整；定期或随机抽查银行对账单、银行日记账及银行存款余额调节表，核对是否相符。

二、货币资金的收益性管理

货币资金的收益性管理是医院财务管理的重要内容。现金分为狭义的现金和广义的现金。狭义的现金仅指库存现金，广义的现金即为货币资金。财务管理讲的现金都是广义的现金。

（一）持有现金的动机

医院持有现金出于三种需求：交易性需求、预防性需求和投机性需求。

1. 交易性需求

交易性需求是医院为了维持日常周转及正常医疗业务活动所需持有现金的需求。医院每天要收取患者的医药费用，同时也要支付相应的材料费、药品费，支付水电气、人员工资等，但是这些收入与支出在金额上是不相等的，时点上也不会一致，比如某月医院收取患者医疗费的金额小于支付药品款及购置医疗设备的金额，这就需要医院持有一定的现金来满足正常运转。

2. 预防性需求

预防性需求是指医院需要维持充足现金，以应对突发事件。这种突发事件往往是无法预料和估计的，比如汶川大地震救治大批伤员，或出现某种大规模的传染性疾病，类似的事件可能使医院的资金安排计划全部打乱，而对此类事件的处理往往带有社会公益性，医院必须储备比开展日常医疗业务更多的现金。

目前国内大部分医院的财务状况是货币资金或者是流动资产占的比重较大，并且短期融资能力相对较强，与银行关系良好，具有满足交易性需求和预防性需求的能力。

3. 投机性需求

投机性需求是医院为了抓住突然出现的获利机会而需要持有现金的需求。《医院财务制度》等相关制度规定，医院对投资有严格的限制，投机性需求相对企业而言较少。

（二）最佳现金持有量

医院需要确定一个最佳现金持有量来掌握现金的持有水平。目前对现金持有量的确定方法有多种，以下就较适合医院实际情况的成本分析模式和现金收支预算管理模式来做重点介绍。

1. 成本分析模式

从经济学的角度来看，持有现金是有成本的，在成本模式下，持有现金成本构成如下。

（1）机会成本。

现金的机会成本，是指因持有一定现金余额丧失的再投资收益。这种成本在数额上等于资金成本。医院的资金成本可以用收支结余率（资本收益率）来衡量，它与现金持有量的多少密切相关，即现金持有量越大、机会成本越大，反之就越小。

（2）管理成本。

现金的管理成本，是指因持有一定数量的现金而发生的管理费用。在医院主要是指现金管理人员（出纳）的人员支出。一般认为这是一种固定成本，这种固定成本在一定范围内和现金持有量之间没有明显的比例关系。

（3）短缺成本。

现金短缺成本是指在现金持有量不足，又无法通过其他渠道补充而给医院造成的损失，包括直接损失与间接损失。现金的短缺成本随现金持有量的增加而下降，随现金持有量的减少而上升，即与现金持有量负相关。短缺成本一般不容易量化。

成本分析模式是根据现金有关成本，分析预测其总成本最低时现金持有量的一种方法。其计算公式为

$$最佳现金持有量 =min（管理成本 + 机会成本 + 短缺成本） \tag{6-1}$$

式中，管理成本属于固定成本，机会成本是正相关成本，短缺成本是负相关成本。因此，成本分析模式是要找到机会成本、管理成本和短缺成本所组成的总成本曲线中最低点所对应的现金持有量，把它作为最佳现金持有量，如图 6-1 所示。

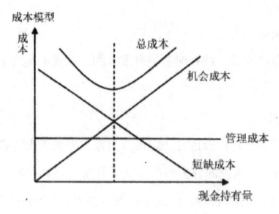

图 6-1　成本模型与现金持有量的关系

在实际工作中运用成本分析模式确定最佳现金持有量的具体步骤：第一，根据不同现金持有量测算并确定有关成本数值。第二，按照不同现金持有量及其有关成本资料编制最佳现金持有量测算表。第三，在测算表中找出总成本最低时的现金持有量，即最佳现金持有量。

在医院实际管理工作中，如果采用成本模型来确定最佳现金持有量，短缺成本是基本不存在或不容易量化的，管理成本则是固定的，一般不会随现金持有量的多少而发生变动，故对最佳现金持有量起决策作用的主要因素是机会成本。

2. 现金收支预算管理模式

在财务管理中传统的几种现金持有量管理模式都存在各种假定条件，并不是十分适合现代医院管理的实际情况，在此介绍现金收支预算管理模式。如果医院的收支相对稳定，基本上都能预测的，那么可以通过建立现金预算体系来对医院年度现金流入和流出进行充分预计，编制现金预算表，全面反映现金收支结余情况，并可在执行中对需求变动采取措施进行调整，使现金流动和周转处于较佳的状态。当现金收入较多，现金需求较少时，医院即可安排用途，避免闲置资金的浪费；当现金收入较少，现金支出需求较多的时候，预计现金将出现短缺，医院则可及时策划资金安排方案，避免出现现金短缺，影响医疗业务活动的开展或其他损失的出现。

现金收支预算管理模式的关键就是要把医院全面预算管理的方法用到现金持

有量管理上来，预算收入支出都要准确和全面，比如人员支出、物资采购、购置设备、基建项目、日常水电支出、利息支出等。医疗业务收入基本是可预计的，对于支出项目来说，尽量做到按预算安排均衡进行，并且时间尽量明确，应当在年度现金收支预算的基础上编制月度现金收支预算。在预算的执行过程中，受外部环境因素及自身经营情况的影响，预算会发生一定程度的偏离，医院则应当及时做出一定的调整，及时采取措施，以做到科学安排和使用资金，尽量保持最佳现金持有量，以发挥资金的最大效益。

（三）现金收支管理

如果医院能有效地运用资金，并顺利地进行资金的周转，就能实现资金的增值。医院的效益主要是由流动资产与流动负债的不断循环和不断转变形态而取得的。因此医院直接获利的原因主要在于营运资金的支持和运动。盈利的多少则取决于资金的周转速度。

1. 现金周转期

医院资金的循环过程：首先，医院要购买药品、卫生材料等物资，在购买当天到实际付款期即是应付账款周转期。医院将购买的药品、卫生材料通过医疗服务提供给患者，这一时间段称为存货周转期。医疗服务提供后到收到患者及医疗保险机构支付的医药费的时间段称为应收账款周转期。而现金周转期，就是指介于医院支付现金与收到现金之间的时间段，也就是存货周转期与应收账款周转期之和减去应付账款周转期，可以用公式来表示

$$现金周转期 = 存货周转期 + 应收账款周转期 - 应付账款周转期 \qquad (6\text{-}2)$$

如果要减少现金周转期，可以从以下方面着手：通过合理的采购、库存存货和提供高质量的医疗服务水平增加患者需求来减少存货周转期（前提是合理治疗、合理用药、合理收费）；加速应收账款的回收来缩短应收账款周转期，目前来说主要是加快医疗保险机构的款项拨付以及减少患者欠费；减缓支付应付账款，延长应付账款周转期。医院一般不存在存货滞销等问题，所以加快应收账款的回收是缩短现金周转期的重点。

2. 收款管理

医院的收款管理如果能够做到高效，即可以增加现金流入，同时可以节约收款成本，减少收款浮动期，增加此部分现金的使用效益。做好医院的收款管理主要体现在以下方面。

（1）加快医疗应收款等应收款项的回收。

医院的应收款项主要体现在应收医疗保险机构和住院患者的费用。此部分应收款项占用了相当大比例的现金，医院做好这方面管理，加快回收，可以减少资金占用，从而合理安排资金，提高使用效益。

（2）节约收款成本，减少收款浮动期。

收款浮动期是指从支付开始到医院收到资金的时间间隔。在电子支付方式下，主要是处理好银行到账处理时间。

3. 付款管理

现金支出管理的主要任务是尽可能延缓现金的支出时间。当然，这种延缓必须是合理合法的。

（1）使用现金浮游量。

现金浮游量是指由于医院提高收款效率和延长付款时间而产生的账户上的现金余额和银行账户上的存款余额之间的差额。从医院开出支票，收款人收到支票并向银行提示付款，到银行将款项划出医院的账户，中间有一定的时间间隔。

（2）推迟应付款的支付。

推迟应付款的支付，是指医院在不影响自己信誉的前提下，充分运用供货方所提供的信用优惠，尽可能地推迟应付款的支付期。医院若能有效控制现金支出，同样可带来大量的现金结余。控制现金支出的目标是在不损害医院信誉条件下，尽可能推迟现金的支出。

（3）汇票代替支票。

汇票分为商业承兑汇票和银行承兑汇票，与支票不同的是，承兑汇票并不是见票即付。这一方式的优点是推迟了医院调入资金支付汇票的时间。

（4）争取现金流出与现金流入同步。

如果现金流出与流入同步，就可以将其持有的交易性现金余额降低到最低水平，提高现金的利用效率。当然，这是一种理想的管理状态，但在充分做好现金收支预算的基础上，是可以尽量减少交易性现金余额的。

另外，对现金进行集中管理，也是提高资金利用效率的渠道之一，比如，少开银行账户，减少对公账户维护费和电子支付手续费，从而减少财务费用和资金调度成本。

第三节　医院存货管理

存货是指医院为开展医疗服务及其他活动而储存的低值易耗品、卫生材料、药品、其他材料等物资。存货是医院的一项重要流动资产，直接关系到医院的资金占用水平和资产运作效率。存货过多会占用大量的流动资金，加重医院的财务负担，导致效益低下；存货不足则可能影响正常的医疗服务，导致医院的社会效益和经济效益降低。存货管理是医院财务管理的一项重要内容。

加强存货管理，主要体现在以下几方面：

第一，建立健全医院存货管理的内部控制制度。

第二，正确地计量、合理地分类，并按类别进行规范和重点管理，严格出入库流程。

第三，制定科学的存货采购管理计划，包括采购计划、方案的编制和审定；供应商的选择与价格确定；合同的签订与管理；采购物资验收入库；采购付款和核对等。

第四，合理确定最佳存货库存量，加速资金周转，减少资金占用。

一、医院存货管理的财务管理目标

医院存货管理的财务管理目标，是在满足医院正常业务需要量的条件下，使与存货有关的总成本最小。存货的功能是指存货在医疗业务活动过程中起到的作用，具体包括以下几个方面。

（一）实现社会效益

保证医疗业务活动的正常开展，为患者提供较好的物资保障，实现社会效益。首先，为保障医疗业务的正常进行，医院必须储备一定量的物资用于提供医疗服务或日常管理中耗用；其次，必要物资储备，可以满足紧急需求的情况，如急诊抢救所需的药品和卫生材料。

（二）降低存货取得成本

一般情况下，当进行物资采购时，进货总成本与采购物资的单价和采购次数有密切关系。而许多供应商为鼓励客户多购买其产品，往往在客户采购量达到一定数量时，给予价格折扣，所以通过大批量集中进货或者签订长期合同，可以享受价格折扣，降低购置成本，从而降低总的进货成本。

（三）可以防止意外事件造成的损失

医院在采购某些特殊物资时，特别是唯一厂家生产的物资，可能会出现意外断货或运输过程中出现问题，而不能及时补货的情况，保持必要的存货保险储备，可以避免和减少意外事件的损失。

因此，存货管理就是指包括存货的信息管理和在此基础上的决策分析，最后进行有效控制，达到存货管理的最终目的，提高医院的经济效益和社会效益。

二、医院存货的分类

医院的存货品种比较多，为了加强对存货的管理，需要对不同性质的存货进行合理分类。医院存货主要分类如下。

（一）药品

此处的药品指医院为了开展医疗活动而储存的各类药品，是医院开展医疗服务活动基本的物资。由于品种繁多、进销频繁，为方便管理的组织核算，对药品应按一定的标准进行分类。

1.按药品的供销流程分类

按药品的供销流程分类，药品可分为药库药品和药房药品。药库药品是储备供应阶段的药品，药房药品是销售阶段的药品。根据销售存放地点不同，药房药品可以分为住院药房药品、门诊药房药品。

2. 按药品的性质分类

按性质分类，药品可以分为西药、中成药、中草药。

3. 按药品的形态分类

按形态分类，药品可以分为片剂、针剂、粉剂、酊剂等，中药又可以分为膏、丸、散等。

4. 按药品的管理分类

按管理分类，药品可分为一般药品、有毒、麻醉、限制及短缺、贵重药品。

（二）卫生材料

卫生材料指医院为提供医疗服务而持有已备出售给患者的或将在医疗服务中耗用的材料，如纱布、药棉、胶布、绷带、X 光胶片、显影粉、定影粉、化学试剂等。卫生材料进一步可按种类分为化验材料、放射材料等。医院可按自身的实际情况对卫生材料进行划分和管理。

（三）低值易耗品

低值易耗品指在医疗服务过程中经多次使用不改变其实物形态，而单位价值在规定限额以下或其单位价值达到了固定资产标准，但使用年限比较短（一般在一年以内）。或易于损坏需要经常补充和更新的物品。另外，物资单位价值虽未达到固定资产标准价值，但耐用时间在 1 年以上的大批同类物资也应被作为固定资产管理。

低值易耗品可以分为一般低值易耗品和耐用低值易耗品两大类，具体通常可分类如下：

（1）医疗用品，如听诊器、消毒车等。

（2）办公用品，如计算器、装订机等。

（3）棉纺织品，如口罩、帽子等。

（4）文体用品，如球拍、网球、篮球等。

（5）炊事用品，如锅、碗、灶具等。

（6）其他用品。

低值易耗品在使用时也需要维修，报废时可能也有残值。

（四）在加工材料

在加工材料指医院自制或委托外单位加工而尚未完工的各种药品、卫生材料等物资。

（五）其他材料

其他材料是指间接为医疗业务活动服务而消耗的各种材料，如未纳入低值易耗品管理的办公用品、劳保用品等。

三、医院持有存货的成本

医院持有存货的成本，包括以下三种。

（一）取得成本

取得成本指医院为取得某种存货而支出的成本，其又分为订货成本和购置成本。

1. 订货成本

订货成本指取得订单的成本，如办公费、招标代理服务费、电话费、运输费等支出。订货成本中有一部分与订货次数无关，如采购部门的基本开支等，称为固定的订货成本，用 F_1 表示；另一部分与订货次数有关，如招标代理服务费、电话费等，称为订货的变动成本。每次订货的变动成本用 K 表示；订货次数等于存货年需要量 D 与每次进货量 Q 之商。订货成本的计算公式为

$$订货成本 = F_1 + \frac{D}{Q}K \qquad (6\text{-}3)$$

2. 购置成本

购置成本指医院为购买存货本身所支付的成本，即存货本身的价值，经常用数量与单价的乘积来确定。年需要量用 D 表示，单价用 U 表示，于是购置成本为 DU。订货成本加上购置成本，就等于存货的取得成本。其公式可表达为

$$取得成本 = 订货成本 + 购置成本 = 订货固定成本 + 订货变动成本 + 购置成本 \qquad (6\text{-}4)$$

$$TC_a = F_1 + \frac{D}{Q}K + DU \qquad (6\text{-}5)$$

（二）储存成本

储存成本指医院为保持存货而发生的成本,包括存货占用资金所应付的利息、仓库费用、保险费用、存货破损和变质损失等, 通常用 TC 来表示。储存成本也分为固定成本和变动成本。固定成本与存货数量的多少无关,如仓库折旧、仓库职工的固定工资等, 常用 F_2 表示。变动成本与存货的数量有关,如存货资金的应付利息、存货的破损和变质损失、存货的保险费用等,单位储存变动成本用 K 来表示。用公式表达的储存成本为

$$储存成本 = 储存固定成本 + 储存变动成本 \tag{6-6}$$

（三）缺货成本

在企业存货管理中,存在缺货成本, 即指由于存货供应中断而造成的损失。但通常情况下医院是不允许缺货的。缺货的发生轻则可造成患者满意度下降,重则会产生医疗纠纷、医疗赔偿,为医院带来严重的社会负面影响。在医院财务管理实务中, 可不考虑缺货成本。如果以 TC 来表示储备存货的总成本,它的计算公式为

$$TC = TC_a + TC_c = F_1 + \frac{D}{Q}K \times K + DU + F_2 + K_c \times \frac{Q}{2} \tag{6-7}$$

存货管理的最优化,就是使存货总成本即 TC 值最小。由于储存成本在医院是相对固定的,持有存货的重要成本是取得成本。

四、存货的管理控制

（一）医院存货管理要求

1. 健全存货采购的管理制度

存货应由医院统一采购。财务部门应监督采购方式的确定、供应商的选择、验收程序等流程。纳入政府采购和药品集中招标采购范围的, 必须按照有关规定执行。

2. 严格存货验收出入库管理流程

（1）入库管理。

根据验收入库制度和经批准的合同等采购文件，组织验收人员对品种、规格、数量、质量和其他相关内容进行验收并及时入库；所有存货必须经过验收入库方可领用；未经验收入库，一律不得办理资金结算。

（2）出库管理。

存货的储存与保管要实行限制接触控制。指定专人负责领用，制定领用的限额或定额；建立高值耗材的领、用、存辅助账。

3. 落实存货的清理核查

财务部门应根据审核无误的验收入库手续、批准的计划、合同、协议、发票等相关证明及时进行账务处理；每月与归口管理部门核对账目，保证账账、账实相符。

为了及时以发现问题、堵塞漏洞、加强管理、健全制度，最大限度地保证物资的安全与完整，做到账实相符，医院必须对存货进行定期或不定期的清查盘点，核实库房的实际库存数量，并与存货的账面记录进行核对；对盘盈、盘亏的物资，应及时查明原因，分清责任，并按规定的程序报经批准后，计入当期损益。

（二）加强对低值易耗品的管理

低值易耗品管理采取"定量配置、以旧换新"等管理办法。除按数量金额进行明细账管理外，低值易耗品领用实行一次性摊销，个别价值较高或领用报废相对集中的可采用五五摊销法。低值易耗品报废收回的残余价值，应按国有资产管理的相关规定处理。

（三）加强对药品的管理

医院药品管理应严格执行《中华人民共和国药品管理法》、药品价格管理等相关规定，遵循"计划采购、定额管理、加强周转、保证供应"的原则。使用计算机进行药品管理的且具备条件的，应采用"金额管理，重点统计，实耗实销"的管理办法。没有使用计算机进行药品管理的，采用"金额管理、重点统计、实耗实销"的管理办法。不得以领代报，以存定销。

第四节　医院固定资产管理概述

一、医院固定资产的定义

固定资产是指单位价值在 1 000 元及以上（其中专业设备单位价值在 1 500 元及以上），使用期限在一年以上（不含一年），并在使用过程中基本保持原有物质形态的资产。单位价值虽未达到规定标准，但耐用时间在一年以上（不含一年）的大批同类物资，应参照固定资产管理办法，加强实物管理，不计提折旧。

医院固定资产是医院资产的重要组成项目，在医院资产总额中占绝对比重，它是医院开展医疗、科研、教学等各类活动必不可少的物质基础，是医院赖以生存和发展的重要资源。医院固定资产是反映医院经济实力、规模和医疗水平的重要指标之一，医院固定资产存在形态决定着医院服务规模和发展潜力。因此，加强医院固定资产管理，对保障医院各项业务活动的顺利进行，提高医院经济效益和社会效益，保证医院国有资产保值增值，使医院国有资产更好地服务社会具有重要意义。

从固定资产的定义看，医院固定资产具有以下几个特征。

（一）为提供医疗服务、运营、管理等而持有

医院持有固定资产的目的是提供医疗服务、运营、管理等，即医院持有的固定资产是医院履行其基本职能的工具或手段，而不是用于出售的产品。

（二）使用年限超过一个会计年度

医院固定资产的使用年限，是指医院能够使用固定资产的预计期间或者该固定资产预计能提供医疗服务的能力，表现为提供医疗服务等的工作数量。通常情况下，医院固定资产的使用年限是指医院使用固定资产的预计使用期间，对于某些医疗设备或机器设备等固定资产，其使用年限也可以表现为该固定资产所能提供医疗服务的工作数量，例如 CT 机、MRI 等可按其能够提供医疗服务的工作量预计使用年限。

医院固定资产使用年限超过一个会计年度，意味着固定资产属于非流动资产，随着使用和磨损，通过计提折旧方式将其价值分次转移和补偿。

（三）单位价值一般在规定标准以上

《医院财务制度》明确规定，医院固定资产单位价值在 1 000 元以上，其中专业设备单位价值在 1 500 元以上。

《医院财务制度》还规定，单位价值虽未达到规定标准，但使用年限在一年以上的大批同类物资，也应作为固定资产管理，例如图书、办公桌椅等家具。

（四）医院固定资产是具有实物形态的资产

医院固定资产具有实物特征，在使用过程中基本能保持原有实物形态，区别于医院无形资产。

二、医院固定资产的确认条件

固定资产在符合定义的前提下，应当同时满足以下两个条件才能加以确认。

（一）与该固定资产有关的经济利益很可能流入医院或产生预期社会效益

资产最重要的特征是预期会给医院带来经济利益，或产生预期社会效益。医院在确认固定资产时，需要判断与该项固定资产有关的经济利益是否很可能流入医院或将会产生相关的社会效益。

通常情况下，医院取得固定资产的所有权是判断与医院固定资产所有权相关的风险和报酬转移到医院的一个重要标志。但是，所有权是否转移，并不是判断与医院固定资产所有权相关的风险和报酬转移到医院的唯一标志，在有些情况下，某项医院固定资产的所有权虽然不属于医院，但是医院能够控制与该项医院固定资产有关的经济利益流入医院，说明与该医院固定资产所有权相关的风险和效益，实质上已流入医院，在这种情况下，医院应对该项医院固定资产予以确认。例如，以融资租入等方式取得的医院固定资产，医院虽然不拥有其所有权，但与其所有权相关的风险和报酬实质上已转移到医院，因此，符合医院固定资产确认的第一个条件。

另外，医院购置的环保设备等资产，虽然其不能直接为医院带来经济利益，但是有助于医院提高对医用废水、医用废物等的处理能力，确保医疗安全，创造良好的就医环境，医院也因此将减少污染环境，导致医院未来经济利益的流出。

因此，这类设备，医院也应将其确认为固定资产。

（二）医院固定资产的成本能够可靠地计量

成本能够可靠地计量是资产确认的另一项基本条件。医院在确定固定资产成本时必须取得确凿证据，但是，有时需要根据所获得的最新资料，对医院固定资产的成本进行合理的估计。比如，医院对于已达到预定可使用状态但尚未办理竣工决算的医院固定资产需要根据工程预算、工程造价或者工程实际发生的成本等资料，按估计价值确定其成本，办理竣工决算后，再按照实际成本调整原来的暂估价值。

第五节　医院固定资产投资决策

一、投资项目中的现金流量分析

投资项目中的现金流量是指在投资决策中由投资项目引起的医院现金流入和现金流出增加的数量，是进行投资决策分析的基础。这里的"现金"是广义的概念，不仅包括各种货币资金，还包括医院拥有的非货币资源的变现价值。例如，一个项目需要使用医院原有的某一间业务用房，则相关的现金流量就包含这间房屋的变现价值。

（一）现金流量的构成

投资项目的现金流量一般是由初始现金流量、营业现金流量和终结现金流量三部分构成。

1. 初始现金流量

初始现金流量是指开始投资时发生的现金流量，一般包括如下几个部分：

（1）固定资产上的投资。

固定资产上的投资包括固定资产的购入或建造成本、运输成本和安装成本等。需要注意的是，在固定资产更新投资决策时，如果原有的固定资产变现价值与其账面价值不等，则原有固定资产的初始购置投资的计算公式如下：

$$旧资产的初始购置投资 = 变现价值 - 变现增值 \times 所得税税率 \qquad (6-8)$$

$$旧资产的初始购置投资 = 变现价值 + 变现减值 \times 所得税税率 \qquad (6-9)$$

（2）流动资产上的投资。

流动资产上的投资包括对材料、在产品和现金等流动资产的投资。

（3）其他投资费用。

其他投资费用指与投资有关的职工培训费、谈判费、注册费用等。

（4）原有固定资产的变现收入。

原有固定资产的变现收入指固定资产更新时原有固定资产转让所得的现金收入。固定资产的清理费用、支付的相关税金应从变现收入中扣减。

2. 营业现金流量

营业现金流量指投资项目实施后的整个寿命周期内，由于医疗服务活动而产生的现金净流量。这种现金流量通常是按年度计算的，一般由以下几个部分组成。

（1）医疗服务活动取得的现金流入。

（2）各项医疗服务现金支出，如卫生材料费、医务人员的工资、燃料费、管理费用等。

（3）税金支出。

如果每年医疗服务活动取得的收入都是营业现金收入，付现成本等于营业现金支出，则每年营业净现金流量的计算公式为

$$每年营业现金净流量（NCF）= 医疗服务收入 - 付现成本 - 所得税 \qquad (6-10)$$

付现成本是指需要每年支付现金的成本。成本中不需要每年支付现金的部分称为非付现成本，其中主要指折旧费。

$$付现成本 = 医疗服务成本 - 折旧 \qquad (6-11)$$

$$每年营业现金净流量（NCF）= 医疗服务收入 - 付现成本 - 所得税$$

$$= 医疗服务收入 - （医疗服务成本 - 折旧）- 所得税$$

$$= 医疗服务收入 - 医疗服务成本 - 所得税 + 折旧$$

$$= 医疗服务税后净结余 + 折旧 \qquad (6-12)$$

从每年现金流动的结果看，增加的现金流入来源于两个部分：一部分是结余造成的货币增值；另一部分是以货币形式收回的折旧。

如果医院的所得税税率是 T，非付现成本就是折旧，则投资项目每年产生的营业现金净流量还可以表示为

每年营业现金净流量（NCF）= 医疗服务税后净结余 + 折旧

= （医疗服务收入 - 医疗服务成本）×（1-T）+ 折旧

= （医疗服务收入 - 付现成本 - 折旧）×（1-T）+ 折旧

= 医疗服务收入 ×（1-T）- 付现成本 ×（1-T）+ 折旧 ×T　　　　（6-13）

式 6-12 可以理解为投资项目每年营业现金净流量等于税后收入减税后付现成本加折旧抵税。

对于无需缴纳所得税的医院而言，如公立非营利性医院，以及仍在纳税优惠期的营利性医院，税率 T 为零，每年营业现金净流量的计算比较简单，为

每年营业现金净流量（NCF）= 医疗服务收入 - 付现成本　　　　（6-14）

在无税的情况下，折旧等非付现成本不影响医院的现金流。

3.终结现金流量

终结现金流量是指投资项目完结时所发生的现金流量，主要包括：

（1）固定资产的残值收入或变现收入。

（2）原来垫支在各种流动资产上的资金的收回。

（3）停止使用的土地的变现收入等。

（4）为结束项目而发生的各种清理费用。

（二）现金流量分析时需要注意的几个问题

1.现金流量的基本假设

现实的投资活动中，项目产生的现金流入或流出的时点是不固定的，现金取得或支出的形式也是复杂的，为了便于我们进行决策分析，需要将这些不确定的、复杂的现象抽象化，因此，在投资活动决策分析中，一般通常假设项目的现金流具有以下特点。

（1）全投资假设。

假设项目所需要投入的资金都是自有资金，即不考虑该笔投资所需的现金是否为借入的，即使这笔资金是借入的，由此产生的利息支出也不作为此项目的现金流出。

（2）经营期与固定资产的折旧年限一致假设。

虽然医院有相当一部分固定资产超过了折旧年限仍在使用，但是折旧年限仍然是目前我们在进行投资决策时确定项目经营期的有据可查的重要依据。因此，在进行投资决策时，该项目的经营期按照固定资产的折旧年限确定。

（3）时点投资假设。

虽然医院在项目经营中取得的现金流入或发生的现金支出可能发生在一年当中的任何一天，但是当我们按年确定现金流量时，都抽象地认为每年现金流量的发生都是在每年年末的那一个时点上。

（4）流动资金的垫支与收回时点假设。

除应收账款外，假设医院因投资某个项目而垫支的营运资金发生在建设期的期末，投产期的期初，前期垫支的营运资金的收回则发生在项目经营期的期末。由于应收账款上垫支的资金往往发生在项目运营后，所以单独考虑应收账款的垫支时点应该是项目开始投产的第一年年末，应收账款资金的收回应该在项目经营结束的下一期期末。

2. 在增量的基础上考虑现金流量，区分决策相关成本与无关成本

在确定投资方案的相关现金流量时，应遵循的最基本的原则：只有增量现金流量才是与项目相关的现金流量。所谓增量现金流量是指接受或拒绝某个投资方案后，医院总的现金流量因此发生了变动。只有那些由于采纳了某个项目引起的现金支出增加额才是该项目的现金流出，只有那些由于采纳了某个项目引起的现金流入增加额才是该项目的现金流入。

为了正确地计算投资方案的增量现金流量，需要区分哪些是与决策相关的成本，哪些是与决策不相关的成本。一般来说，差额成本、未来成本、重置成本、机会成本属于决策相关成本，而沉没成本、账面成本等往往是决策非相关成本。

3. 不能忽视机会成本

机会成本不是我们通常意义上的"成本"，它不是一种支出或费用，而是失去的收益。而且这种收益不是实际发生的，而是潜在的。机会成本总是针对具体的方案，离开具体的方案就无从计算确定。在投资方案的选择中，如果选择了一个投资方案，则必须放弃投资于其他途径的机会。其他投资机会可能取得的最大收益就是实行本方案的一种代价，被称为这项投资的机会成本。

例如，医院的投资活动将使用一间自有房屋，在进行投资分析时，因为医院不需要动用资金去构建房屋，可否不将这间房屋的成本考虑在内呢？答案是否定的。若医院不将这间房屋用于此投资项目，还可以将其用作其他用途，并取得一定的收入。由于这间房屋被用于这个投资项目才放弃了用作他用而可能获得的收入，那么这笔因此而放弃的收入就是本投资项目的机会成本。机会成本的意义在于它有助于全面考虑可能采取的各种方案，以便为既定资源寻求最有利的使用途径。

4. 注意分摊费用对现金流量的影响

医院的每一个投资项目都会产生相应的分摊费用，如分摊的各种管理费用和行政费用。这些费用在计算成本时是要考虑的，并要从结余中扣除。但是，在做投资的现金流量分析时，要对这些分摊费用作进一步辨别。对那些因投资项目引起的分摊费用，如增加的管理人员或行政工作人员的费用，应计入投资项目的现金流量。而对那些医院原来就要发生的，因本项目投资后分摊过来的费用，如总部管理人员的有关支出，就不应该计入本项目的现金流量。

5. 折旧对于现金流量的意义

折旧对于承担纳税义务的医院分析现金流量起着重要作用。

由于折旧资金留在医院内由医院支配，而不交给医院之外的任何个人和单位，因此，折旧不是现金流出。

折旧可以作为成本、费用从医院收入中扣除，因此降低了医院的应纳税所得额，从而减少了医院的所得税支出，这部分减少的数额等于折旧额乘以所得税税率，即折旧抵税。由此可见，尽管折旧本身不是真正的现金流量，但是它的数量却会直接影响纳税医院的现金流量，折旧额越高，医院的实际现金流入量也就越大。

对纳税医院而言，每一项固定资产的原值都是固定的，其对应的折旧总额也是确定的。但是不同的折旧方法将影响各年提取的折旧额，进而影响现金流量。采用加速折旧法的医院虽然不能增加折旧总额，但是却可以使固定资产寿命期内每年的折旧额前大后小，从而使现金流量也前多后少。考虑到货币的时间价值，这对医院是很有利的。

需要注意的是，对于非营利医院以及尚在税收优惠期的营利性医院，由于不需要缴纳所得税，因此不需要支付现金的折旧将不会对医院的现金流产生影响。

6.通货膨胀对现金流量的影响

在明显的通货膨胀时期，无论是投资项目的收入还是支出，都会发生很大的变化。比如，存货的计价有先进先出和后进先出等不同的计价方法。在通货膨胀时期，后进的存货价格较高，先进的存货价格较低。使用同一批存货，若按先进先出法计价，则成本较低，结余较高，纳税金额也比较高，使医院的实际现金流入量减少。若按照后进先出法计价，则成本较高，结余较低，纳税额较少，使医院的现金实际流入量增大。由于医院所考虑的是实际现金流入量的大小，因此采用什么样的存货计价方法在通货膨胀时期就显得非常重要。

在计算投资指标时，对通货膨胀的影响通常有两种处理方法：一种是调整投资项目的现金流量，扣除通货膨胀的影响；另外一种是调整计算贴现指标时所用的贴现率，抵消通货膨胀带来的对现金流量的影响。

二、固定资产投资

固定资产更新是指对技术上或经济上不宜继续使用的旧的固定资产用新的固定资产更换，或用先进的技术对原有设备进行局部改造。由于旧设备总可以通过修理继续使用，所以更新投资决策总是在继续使用旧设备还是购置新设备之间进行选择，当然这两种方案的决策是互斥方案的决策，决策一般采用 NPV 法。

根据新设备是否可以提高运营效率，带来营业收入的增加，固定资产的更新投资决策可以分为以下两类。

（一）新设备替代旧设备

新设备替代旧设备会提高运营效率，增加营业收入，净现值可以计算。此时，采用新设备所带来的增量的营业收入是决策的相关因素。

如果新旧设备的使用年限相同，可以直接计算两个方案的 NPV，并比较选择 NPV 较大的方案。差量分析法的基本步骤：第一，分别计算初始投资的现金流量差量；第二，分别计算各年营业现金流量的差量；第三，比较新旧设备现金流量的差量；第四，计算比较净现值的差量。

使用新设备可以增加营业收入，但是新设备的寿命与旧设备的剩余使用年限不同。一般情况下，新设备的使用寿命要长于旧设备的剩余使用寿命，此时，不能直接比较它们的净现值，为了使投资项目的各项指标具有可比性，要设法使其在相同的寿命期内进行比较，此时通常使用年均净现值（ANPV）的方法。

（二）新旧设备更替不改变营业收入，仅降低运营成本

此时，营业收入是决策无关变量，通常不需要测算，所以此类固定资产的更新投资决策的现金流量特点是以现金流出为主，即使有少量的变价收入，也属于支出的抵减，而非实质的现金流入增加。不能使用 NPV 或 ANPV，只能比较现金流出量现值的大小，选择现金流出较低的方案。同样，此类决策也面临着新旧固定资产的寿命是否相同。

（1）新旧设备更替不改变营业收入，且使用寿命相同，用增量法比较现金流出量现值的大小。

（2）新旧设备更替不改变营业收入，但使用寿命不同，年均成本法固定资产的平均年成本是指该资产引起的现金流出的年平均值。如果不考虑货币的时间价值，它是未来使用年限内现金流出总额与使用年限的比值；如果考虑货币时间价值，它是未来使用年限内现金流出总现值与年金现值系数的比值。

使用年均成本法进行评价的原则是，计算不同方案的年均成本，假定在收入相同的情况下，取其成本低者。

使用年均成本法时需要注意的问题：年均成本法是把继续使用旧设备和购置新设备看成是两个互斥的方案，而不是一个更换设备的特定方案。因此要有正确

的"局外观",要从局外人角度考虑问题,即一个方案是假定按当前市价购买跟现在使用的旧设备一模一样的设备,当然这个旧设备的初始购置成本是机会成本。另一个方案就是购置新设备。在新旧设备预计使用寿命不同的情况下,比较新旧设备1年服务成本孰高孰低。年均成本法假定前提是将来设备再更换时,可以按原来的平均年成本找到可以替代的设备。

第六节　医院固定资产处置决策

一、医院固定资产管理机构

以前很多医院的固定资产管理都分散在不同的职能部门,如总务部门负责房产、一般设备、家具的购入,维修和固定资产卡片管理,设备部门负责医疗设备的购置、维修和固定资产卡片管理;财务部门负责所有购置设备的付款和总账管理,由于总务、设备部门的管理重点与财务管理有所不同,造成入账标准不同,这是医院固定资产账账不符的主要原因。按照《事业单位国有资产管理暂行办法》的要求,应该每年对科室领用的固定资产进行实物清查与盘点,由于大型综合性医院的固定资产数量多、分布广,而医院固定资产管理职能又分散在总务、设备、财务等不同部门,造成这项重要工作不能有效地组织和实施,只是在形式上与使用科室核对一下明细账,至于实物是什么状态,管理部门心中无数,这也是医院固定资产账实不符的主要原因。

现在,越来越多的规模较大的综合性医院意识到国有资产管理的重要性和必要性,成立了专门的资产管理机构,即国有资产管理部或办公室,该部门职责主要包括以下几个方面。

（一）严格遵守国家相关的法律法规

按照《事业单位国有资产管理暂行办法》的要求,并依据医院相关财务制度和会计准则履行资产管理职能。

（二）固定资产管理

负责建立和健全医院固定资产管理的规章制度,明晰资产产权的关系,审定资产采购计划，组织和领导清产核资，审核大宗资产报废时向上级管理部门呈送的报批手续等。

（三）对外投资管理

对医院经营性资产的项目论证、监督、评估，相关国有资产的产权登记、变更及撤销，对医院投资的第三产业进行监管。

（四）基本建设管理

全面负责资料收集、实地考察及资质审查、拟定招标文件、完成会议纪要、合同谈判及制定正式合同等。

二、医院固定资产的计价

固定资产初始计量的基本原则是采用实际成本原则，即固定资产在取得时，应当按取得时的实际成本入账。由于固定资产取得方式不同，所以其初始成本的确定也有所不同，具体如下。

（一）外购固定资产

外购的固定资产，一般按照实际支付的购买价款、相关税费以及使固定资产达到交付使用状态前所发生的可直接归属于该项资产的运输费、装卸费、安装费和专业人员服务费等相关支出作为成本；以一笔款项购入多项没有单独标价的固定资产，按照同类或类似资产价格的比例对购置成本进行分配，分别确定各项固定资产的成本。

（二）自行建造的固定资产

自行建造的固定资产，其成本包括该项资产完工交付使用前所发生的全部必要支出，包括工程物资成本、人工成本、交纳的相关税费、应予资本化的借款费用以及应分摊的间接费用等。对于已达到预定可使用状态但尚未办理竣工决算手续的医院固定资产，应先按估计价值入账，待相关审计确定实际成本后再进行调整。医院自行建造的固定资产包括自营建造和出包建造两种方式。无论采用何种方式，所建工程都应当按照实际发生的支出确定其工程成本并单独核算。

（三）改扩建及修缮固定资产

在原有固定资产基础上进行改建、扩建、大型修缮后的固定资产，其成本按照原固定资产账面价值加上改建、扩建、大型修缮发生的支出，减去改建、扩建、大型修缮过程中的变价收入，再扣除固定资产拆除部分的账面价值的金额确定。

（四）融资租入固定资产

融资租入的固定资产，按照租赁协议或者合同确定的价款、运输费、运输保险费、安装调试费，以及融资租入固定资产达到交付使用状态前发生的借款费用等作为成本。

（五）无偿取得固定资产

无偿取得（如无偿调入或接受捐赠）的固定资产，其成本比照同类资产的市场价格或有关凭据注明的金额，加上相关税费确定。

（六）盘盈固定资产

盘盈的固定资产，应当按照同类或类似资产市场价格确定的价值入账。需要说明的是，设备上使用的应用软件应按具体情况计价，如果其构成相关硬件不可缺少的组成部分，应该将该软件价值包括在所属硬件价值中，一并作为固定资产进行核算；如果其不构成相关硬件不可缺少的组成部分，应该将该软件作为无形资产核算。

三、医院固定资产折旧管理

（一）医院固定资产折旧的定义

医院固定资产折旧是指在医院根据固定资产性质，对除图书外的固定资产在其预计使用年限内系统地分摊固定资产的成本。已提足折旧仍继续使用的固定资产不再提取折旧。

（二）医院固定资产折旧的相关要求

第一，医院原则上应当根据固定资产性质，在预计使用年限内采用年限平均法或工作量法计提折旧。折旧方法一经确定，不得随意变更。确需采用其他折旧方法的，应按规定报经审批，并在会计报表附注中予以说明。

第二，医院计提固定资产折旧不考虑残值。

第三，医院固定资产折旧应当按照所对应固定资产的类别及项目设置明细账，进行明细核算。

第四，医院固定资产应当按月计提折旧，并根据用途计入医疗业务成本、管理费用、其他支出等。当月增加的固定资产，当月不计提折旧，从下月起计提折旧；当月减少的固定资产，当月仍计提折旧，从下月起不计提折旧。固定资产提足折旧后，不论能否继续使用，均不再计提折旧，提前报废的固定资产也不再补提折旧。所谓提足折旧是指已经提足该项固定资产的应计折旧额。

第五，计提融资租入固定资产折旧时，应当采用与自有固定资产相一致的折旧政策。能够合理确定租赁期届满时将会取得租入固定资产所有权的，应当在租入固定资产尚可使用年限内计提折旧，无法合理确定租赁期届满时能够取得租入固定资产所有权的，应当在租赁期与租入固定资产尚可使用年限两者中较短的期间内计提折旧。

第六，固定资产发生更新改造等后续支出而延长其使用年限的，应当按照更新改造后重新确定的固定资产的成本以及重新确定的折旧年限，重新计算折旧额。

（三）固定资产折旧的计提方法

医院固定资产的折旧方法一般选用直线折旧法，广义的直线折旧法包括平均年限法和工作量法，其基本含义：固定资产在每一会计期间或每一单位产量上的价值损耗相同。

1. 年限平均法

年限平均法又称直线法，是指将医院固定资产的成本均衡地分摊到固定资产预计使用年限内的一种方法。采用这种方法计算的每期折旧额均相等。计算公式为（不考虑预计净残值）

$$年折旧率 = 1 \div 预计使用年限 \times 100\% \qquad （6\text{-}15）$$

$$月折旧率 = 年折旧率 \div 12 \quad 月折旧额 = 固定资产原价 \times 月折旧率 \qquad （6\text{-}16）$$

2. 工作量法

工作量法是根据实际工作量计算每期应提折旧额的一种方法。计算公式为（不

考虑预计净残值）

$$单位工作量折旧额 = 固定资产原价 \div 预计总工作量 \times 100\% \qquad (6\text{-}17)$$

$$某项固定资产月折旧额 = 该项固定资产当月工作量 \times 单位工作量折旧额 \qquad (6\text{-}18)$$

四、固定资产"三账一卡"管理

医院固定资产管理一般涉及三个部门：设备部、财务部、使用科室。在管理过程中，三个部门应协调好固定资产的购置、使用与维护、处置这三个环节的工作，对医院固定资产进行有效控制和管理，在会计核算上保证账账相符、账卡相符、账实相符，即建立"三账一卡"管理模式。

（一）设备部

设备部在医院固定资产管理中主要承担金额与数量双重控制职责，具体包括：汇总、编制单位年度固定资产采购预算；组织固定资产购置的论证考察、组织评估年度清产核资工作；登记固定资产明细账，建立固定资产卡片，及时与财务部、使用科室核对固定资产分布状况和使用情况，保证账账、账卡、卡实相符。

（二）财务部

财务部在医院固定资产管理中主要承担金额控制职责，具体包括：审核汇总单位年度固定资产采购预算；参与固定资产购置的论证考察、组织评估、年度清产核资工作；审核固定资产核算业务原始单据的完整性、合法性；登记固定资产总账，定期与设备部门对账，保证账账相符；对外报送医院固定资产管理信息。

（三）使用科室

使用科室在医院固定资产管理中主要承担实物控制职责，具体包括：提出科室年度固定资产采购、维修及维护预算；保证固定资产实物的安全与完整，定期与设备部门核对，保证卡实相符；定期维护、保养固定资产，保证固定资产的运转和使用。

五、医院固定资产处置的范围

医院固定资产的处置是指医院对其占有、使用的国有资产进行产权转让或者注销产权的行为。处置方式包括出售、报废、毁损、对外投资、无偿调出、对外捐赠等。处于处置状态的固定资产不能再用于提供医疗服务或产品、出租或经营管理。

六、医院固定资产处置的要求

医院处置国有资产应当严格按规定履行审批手续，未经批准不得自行处置。

对于建筑物、土地和车辆的处置，货币性资产损失的核销，以及单位价值或者批量价值在规定限额以上的资产处置，经主管部门审批后报同级机关事务管理局审批后，医院再按规定处置资产；规定限额以下的资产按相关规定由医院处置，并报主管部门备案。医院应把主管部门对国有资产处置事项的批复作为处理相关会计账务的凭证。

医院出售、出让、转让的实物资产要经过资产评估履行审批手续后，才能进行国有资产的处置。对出售、出让、转让、变卖资产数量较多或者价值较高的，应当遵循公开、公正、公平的原则，通过拍卖等市场竞争方式公开处置。

医院固定资产管理部门审核固定资产报废时，严格按国家规定程序执行，全面审核报废手续是否齐全，并组织专人从技术上进行论证，确定资产是否真正失去使用价值，对由于人为管理不善造成的损失要按规定追究有关责任人的责任。固定资产报废处理时，申请人应填制"固定资产报废单"一式三份，经固定资产管理部门技术鉴定，按规定程序上报批准后处置。处置完毕通知财务部门的相关会计和资产管理部门的相关人员对固定资产进行财务处理。

参考文献

［1］陈吉生，马晓鹏．医疗机构药事管理学［M］．北京：中国科学技术出版社，2017.

［2］邢喜荣，田喜群，王健，等．管理信息系统［M］．北京：国防工业出版社，2016.

［3］王兴鹏．医院全质量管理理论与实践［M］．上海：上海交通大学出版社，2016.

［4］吴宏彪．医院精细化管理［M］．北京：新华出版社，2015.

［5］王景明．医院管理新模式［M］．北京：人民军医出版社，2015.

［6］薛迪，吕军．医院绩效管理［M］．上海：复旦大学出版社，2013.

［7］余健儿．医院文化管理［M］．广州：广东人民出版社，2013.

［8］邹爱民．医院管理常规［M］．西安：三秦出版社，2013.

［9］颜巧元．医院知识管理［M］．北京：人民军医出版社，2013.

［10］王凤阁．全面预算管理［M］．北京：新华出版社，2007.

［11］严思恩，吕宏．大数据时代下的全面预算与绩效考核［M］．上海：上海交通大学出版社，2016.

［12］杨奕．企业全面预算管理实务研究［M］．北京：北京日报出版社，2018.

［13］于福志．大数据时代［M］．长春：吉林文史出版社，2017.

［14］俞察．管理会计与财务决策［M］．西安：陕西人民出版社，1989.

［15］卞丰田．试论全面预算管理在成本控制中的应用［J］．财会学习，2019（26）：76-77.

［16］陈湘瑜 . 浅谈成本预算管理［J］. 现代商业，2012（17）：101-102.

［17］陈月娥 . 企业全面预算运行环境的建设［J］. 商讯，2020（20）：91-92.

［18］何晨 . 大数据时代背景下的企业全面预算管理框架及其构建模式分析［J］. 中国管理信息化，2020，23（2）：35-36.